Gerd Schnack
Osteoporose-Präventionstraining

Gerd Schnack

Osteoporose-Präventionstraining

Muskelaufbau, Sturz- und Ausdauertraining

Deutscher Ärzte-Verlag Köln

Dr. med. Gerd Schnack
Institut für Gesundheitsförderung
Lilienstraße 36
20095 Hamburg

Mit 168 Abbildungen in 178 Einzeldarstellungen
und 1 Tabelle

ISBN 3-7691-0314-9

Die Deutsche Bibliothek – CIP-Einheitsaufnahme

Schnack, Gerd:
Osteoporose-Präventionstraining: Muskelaufbau, Sturz-
und Ausdauertraining / Gerd Schnack. – Köln: Dt. Ärzte-
Verl., 1996
ISBN 3-7691-0314-9

Die Wiedergabe von Gebrauchsnamen, Handelsnamen, Warenbezeichnungen usw. in diesem Werk berechtigt auch ohne besondere Kennzeichnung nicht zu der Annahme, daß solche Namen im Sinne der Warenzeichen- oder Markenschutz-Gesetzgebung als frei zu betrachten wären und daher von jedermann benutzt werden dürfen.

Das Werk ist urheberrechtlich geschützt. Jede Verwertung in anderen als den gesetzlich zugelassenen Fällen bedarf deshalb der vorherigen schriftlichen Genehmigung des Verlages.

Copyright © by
Deutscher Ärzte-Verlag GmbH, Köln 1996

Satz: Fotosatz Schmidt + Co., Weinstadt
Druck: medio DRUCK & LOGISTIK, Köln
Bindung: Buchbinderei Kaspers, Krefeld

Inhaltsverzeichnis

Geleitwort		7
Einleitung		9
1	**Entstehung der Osteoporose durch Bewegungsmangel und Fehlbelastung**	11
1.1	Wirkung von Bewegungsmangel auf das Skelettsystem	11
1.2	Bedeutung der muskulären Dysbalancen für die Entstehung der Osteoporose	14
1.3	Leistungsminderung durch Elastizitätsverlust der Muskel-Sehnen-Einheit	24
1.4	Leistungsminderung durch Elastizitätsverlust des Herz-Kreislauf-Systems	30
1.5	Konditions- und Koordinationsverlust durch Bewegungsmangel	32
2	**Krankheitsbild der Osteoporose**	35
2.1	Beginn und Verlauf der Osteoporose	35
2.2	Sturzrisiko bei Osteoporose	37
2.3	Verletzungen bei Osteoporose	43
3	**Vorbeugetraining – primäre Prävention**	49
3.1	Rückenschonende Sitz- und Arbeitsgestaltung	49
3.2	Elastizitätstraining	55
3.2.1	Flexibilitätstests	57
3.2.2	Intensivstretchingmethode (ISM)	60
3.3	Krafttraining	74
3.4	Ausdauertraining	88
3.4.1	Zeit und Intensität des Ausdauertrainings	89
3.4.2	Gestaltung des Ausdauertrainings	93
3.4.3	Kraft- und Ausdauertraining mit Musikmotivation als häusliches Kurzprogramm	100
3.4.4	Urlaubsgestaltung	101
4	**Training bei manifester Osteoporose – sekundäre und tertiäre Prävention**	103
4.1	Wirbelsäulen- und Gelenkentlastung im Liegen	103
4.2	Morgendliche Gymnastik im Bett	104
4.3	Isometrisches Kraft- und Elastizitätstraining	107
4.4	Ausdauertraining in der Spätform der Osteoporose	117

Literaturverzeichnis 119

Sachverzeichnis 121

Geleitwort

Die Osteoporose als häufigste generalisierte Skeletterkrankung gewinnt seit einigen Jahren wegen ihrer besonderen gesundheitlichen aber auch anerkannt sozioökonomischen Bedeutung zunehmend an medizinisch-wissenschaftlichem aber auch gesellschaftlichem Interesse. Nach Definition der Deutschen Gesellschaft für Endokrinologie ist sie „ein mit Frakturen einhergehender Verlust bzw. eine Verminderung von Knochenmasse, -struktur und -funktion". Schätzungen gehen von etwa 4 Millionen weiblichen und 1 Million männlichen primären Erkrankungsfällen in Deutschland aus. Bekanntermaßen kommen neben genetischen Faktoren vor allem Sexualhormonmangel, kalzium- und mineralienarme Ernährung und Bewegungsarmut als Ursache der Erkrankung in Frage.

Als besonders erfahrener Sportmediziner und Chirurg stellt der Verfasser in seinem Buch sehr ausführlich die vielseitigen präventiven Möglichkeiten körperlicher Aktivitäten dar und beschreibt umfassend ihre Wirkung auf den menschlichen Organismus. So ist es das Hauptanliegen des Autors, den Bewegungsmangel bei den Menschen der Neuzeit durch gezielte Trainingsmaßnahmen auszugleichen. Er stellt ein detailliertes Präventionstraining vor, welches die Leistungsfähigkeit des gesamten Stütz- und Bewegungsapparates aufbauen und erhalten, eine positive Wirkung auf die Herz- und Kreislauf-Funktionen ausüben und das körperliche und geistige Wohlbefinden auch im fortgeschrittenen Alter verbessern kann.

SCHNACK untersucht in seiner umfassenden Darstellung dieser Probleme eine größere Zahl spezifischer sportlicher Aktivitäten in ihrer Bedeutung für die Gesundheit, weist aber auch sehr genau und überzeugend auf die Gefahren bestimmter Sportarten durch degenerative Anpassungsprozesse des Skelettsystems hin.

Das vorliegende Buch geht somit weit über den Rahmen einer Darstellung der aktiven Osteoporoseprävention hinaus. Es gibt allgemein Ärzten überaus fundierte Ratschläge für sie selbst und für ihre Patienten beider Geschlechter für eine gesunde und körperlich aktive Lebensweise und trägt damit zur Verminderung von Leiden, Invalidität und Tod durch Osteoporosefolgen bei. Mit Berechtigung wird auch darauf hingewiesen, daß das äußere Erscheinungsbild besonders eines älteren Menschen wesentlich von der Formgebung des knöchernen Stütz- und Bewegungsapparates geprägt wird. Wir alle wissen, daß körperliches Wohlbefinden auch die geistige Haltung eines Menschen und seine intellektuellen Fähigkeiten positiv beeinflußt.

H. Schröder

Hagen, im Oktober 1995

Einleitung

Die sich bereits abzeichnende Überalterung der Bevölkerung mit zunehmender Entwicklung hat die Osteoporose verstärkt in den Blickpunkt gerückt. Gegenwärtig leiden in der Bundesrepublik bereits 6 bis 7 Millionen Menschen an dieser Erkrankung – Tendenz steigend.

Zu den wichtigsten Maßnahmen der Prävention gehört die Optimierung der Knochendichte durch ein gezieltes und wirksames körperliches Training, um die Sturz- und Frakturgefahr im Alter zu vermindern, deren Folgen nicht selten mit Pflegebedürftigkeit und hohen Behandlungskosten verbunden sind.

Die Zahl von derzeit etwa 6 bis 7 Millionen an Osteoporose Erkrankter wird ohne Maßnahmen der Prävention in den nächsten Jahren ansteigen, weil die Überalterung der Menschen in allen Industrienationen zunehmen wird.

Drei Risikofaktoren bestimmen das Krankheitsbild der Osteoporose entscheidend
- Hormonelle Faktoren
- Kalziumarme Ernährung mit Vitamin D-Mangel
- Bewegungsmangel.

Der altersbedingte Mangel an weiblichen und männlichen Geschlechtshormonen nimmt dem Knochen seine stützende Strukturen. Überwiegend betroffen sind Frauen in der Menopause, bei etwa einem Drittel von ihnen kommt es zu einem gesteigerten Verlust der Knochenmasse, wobei dieser Verlust bis zu 10% im Jahr betragen kann. Bei Männern sind dagegen hormonelle Faktoren seltener die Ursache für die Entstehung der Osteoporose, denn in der Regel bilden sie das Geschlechtshormon Testosteron bis ins hohe Alter in ausreichender Menge.

Kalzium- und Vitamin D-Mangel in der Nahrung stellen ein weiteres Osteoporoserisiko dar, denn in Zeiten einer mangelhaften Zufuhr dient der Knochen dem Organismus als Kalziumspeicher, und dem Körper fehlendes Kalzium wird dem Knochen, mit der Folge einer generellen Demineralisation der Knochensubstanz und allen negativen Auswirkungen einer eingeschränkten Stützfunktion, entzogen. Besonders während der Schwangerschaft besteht ein hoher Kalziumbedarf, den der Embryo dem Knochenspeicher der Mutter entzieht.

Bewegungstraining mit muskulärer Reizung des Knochens regt dagegen die Stützstrukturen an und sorgt für eine ausgewogene Bilanz auf- und abbauender Knochenzellen. Ein gezieltes Training kann Entscheidendes in der Prävention erreichen, denn über die direkte Reizung des Sehnenansatzes am Knochen wird die Durchblutung und damit ein Aufbauprozeß gefördert, der nicht zuletzt das Frakturrisiko im Alter wesentlich reduzieren wird.

Anliegen dieses Buches ist es, das allgemeine Bewegungstraining im Hinblick auf die Prävention der Osteoporose zu konkretisieren und die Wirksamkeit des muskelaufbauenden Widerstandstrainings mit direkter Knochenreizung in den Vordergrund zu stellen. Parallel hierzu wird das allgemeine Elastizitätstraining behandelt, denn durch die Optimierung der Beweglichkeit stützender Gelenke können die Spätfolgen der Osteoporose, die sich in den behandlungsintensiven Frakturen des Schenkelhalses und der Wirbelsäule ausdrücken, verhindert werden.

1
Entstehung der Osteoporose durch Bewegungsmangel und Fehlbelastung

1.1 Wirkung von Bewegungsmangel auf das Skelettsystem

Die Knochen als stabilste Strukturen des menschlichen Organismus sind eng in das gesamte Bewegungssystem eingebunden und unterliegen den direkten Veränderungen des gesamten Muskelsystems auf der Basis einer peripheren Nervensteuerung (neuroarthromuskulärer Funktionskreis). In dieser Bewegungskette zeichnet sich der muskuläre Anteil durch extreme Formschwankungen aus. Allgemein bekannt ist die Möglichkeit eines extremen Muskelaufbaus durch ein gezieltes Body-building-Training, aber auch der schnelle Abbau nach einer Ruhigstellung der Extremitäten im Gipsverband innerhalb von zwei Wochen. Nicht nur die Muskulatur ist zur Anpassung an Training in der Lage, auch die kraftübertragenden Sehnen und der dazugehörige Knochenanteil zeigen als Folge gezielter Bewegung positive Veränderungen. Querschnitt, Zug- und Rißfestigkeit der Sehnen werden durch Training erhöht.

Gemeinsam mit allen Zellen des Organismus unterliegen auch die knöchernen Strukturen permanenten auf- und abbauenden Veränderungen, dabei sind es speziell mechanische Reize, die für eine positive Bilanz im Sinne des Knochenaufbaus sorgen können.

Neben der Muskulatur ist somit auch der Knochen zur Anpassung an Belastung in der Lage, wobei dieser Prozeß durch Verfestigung der Stütz- und Grundstrukturen geschieht. Der Knochen verliert jedoch seine Stabilität, wenn der entsprechende Trainingsreiz fehlt. Durch die Abnahme der Knochendichte entsteht der für die Osteoporose typische Leistungsverlust, verbunden mit einem großen Frakturrisiko.

Die Stabilität eines Knochens wird von Knochenzellen unterhalten. Osteozyten (Osteoblasten und Osteoklasten) arbeiten als „Bauarbeiter" und sind ständig mit knochenaufbauenden und -abbauenden Prozessen beschäftigt. Die Zellkerne der Osteoblasten enthalten als genetisches Material „Baupläne" zur Bildung der stützenden Knochensubstanz. Die Osteozyten sind aber nicht nur für den Knochenaufbau, sondern auch für den Abbau verantwortlich, dieser erfolgt durch die Osteoklasten, die über mehrere Zellkerne verfügen und die stabilen Strukturen des Knochens auflösen können.

Die Stabilität eines Knochens wird neben den organischen Grundsubstanzen durch anorganische Bestandteile in Form druckfester Kalksalze bedingt, die mit zugfesten Fasern ein widerstandsfähiges Gerüst bilden. Die anorganischen Bestandteile setzen sich zu 85% aus Kalziumphosphat, zu 10% aus Kalziumkarbonat und zu 5% aus Magnesium und Alkalisalzen zusammen. Durch eine erhöhte Osteoklastentätigkeit werden die anorganischen Teile freigesetzt und vom Organismus eliminiert.

Beim Wirbelkörper fehlt der kompakte Schaftanteil, und weiche Spongiosastrukturen bestimmen die Festigkeit. Der Röhrenknochen läßt sich in den kompakten Diaphysenteil und in die beiden spongiösen Epiphysen unterteilen. Der kompakte Schaftanteil ist vom Periost (Knochenhaut) überzogen, wobei das kollagene Bindegewebe über die Sharpey-Fasern in den Knochen gelangt. Dieser Weg stellt die arterielle Blutversorgung mit Energie- und Sauerstoffnachschub für die Knochenzellen sicher.

Die Anpassungsfähigkeit der Knochen an Belastung und die Möglichkeit reparativer Vorgänge nach einer Verletzung gehen entscheidend vom Periost aus
- Energie- und Sauerstoffversorgung des Knochens erfolgen über die arterielle Blutversorgung des Periostes
- Die Knochen werden über eingelagerte Nerven vor Überbelastung und Verletzung geschützt
- Die knochenneubildenden Zellen sorgen für Regeneration durch Aufbau von Knochengewebe und über die Bildung von Kallus nach einer Fraktur.

Aufbauende (Osteoblasten) und abbauende (Osteoklasten) Knochenzellen verändern ständig das äußere Erscheinungsbild des Stütz- und Bewegungsapparates. Das Längenwachstum des Knochens ist spätestens im Jugendalter abgeschlossen, gesteuert von Veränderungen der Wachstumsfugen (Epiphysenfugen), das Dickenwachstum wird dagegen von der Knochenhaut der Diaphyse unterhalten.

Dabei zeichnet sich der gesunde Knochen durch eine ausgewogene Bilanz aufbauender und abbauender Knochenzellen aus, alte und verbrauchte Zellelemente werden durch neue ersetzt. In diesem permanenten Wechselspiel kommt dem Belastungsreiz eine entscheidende Bedeutung zu (s. Kap. 3). Bleibt der fördernde Reiz aus oder erreicht er nur unterschwellige Werte, so überwiegen die abbauenden Entwicklungen im Knochensystem.

Training erhöht die Widerstandsfähigkeit des Knochens durch Verbesserung seiner Architektur
- Zunahme der Knochenrinde
- Zunahme der Knochenbälkchenstruktur
- Verstärkung der Knochenbälkchen durch Dickenzunahme.

Bei der Entstehung der Osteoporose hingegen greifen abbauende Prozesse die Stützstrukturen des Knochens an, die Destruktionen lassen sich gut mit dem Substanzverlust einer Stützmauer vergleichen. Der Substanzverlust tragender Elemente entspricht dem geringen Durchmesser und der Strukturverminderung der zahlenmäßigen Abnahme der Stützelemente. Zum Funktionsverlust führt schließlich der Einbruch wichtiger Stützstrukturen (Abb. 1).

Hat ein Knochen wesentliche Tragelemente verloren, so löst häufig ein geringer Anlaß (Bagatellunfall) die Fraktur aus. Über den Strukturverlauf tragender Elemente des Knochens führt die Osteoporose in der Folge nicht selten auch zu einem Funktionsverlust wichtiger Gelenke.

In der täglichen Praxis kann man die präklinische von der klinischen oder manifesten Osteoporose unterscheiden.
- Die präklinische Osteoporose zeichnet sich durch Reduzierung der Knochendichte aus, wobei äußerlich sichtbare Deformierungen des Stütz- und Bewegungsapparates fehlen. Der diffuse Rückenschmerz geht in diesem Stadium von der insuffizienten Muskulatur aus.
- Die manifeste Osteoporose ist charakterisiert durch Frakturen der Wirbelsäule und der Röhrenknochen, häufig als Folge inadäquater Verletzungen. Der chronische Schmerz in diesem Stadium ist oft die Folge einer Änderung der Statik der Wirbelsäule und der großen tragenden Gelenke.

Das Verteilungsmuster auftretender Frakturen des Skelettsystems ist unterschiedlich, einmal überwiegen Frakturen der Wirbelsäule und zum anderen stehen Knochenbrüche der Röhrenknochen im Vordergrund. Beim Osteoporosetyp I werden bevorzugt Frakturen der Brust- und Lendenwirbelsäule bei Frauen jenseits des 60. Lebensjahres angetroffen. Beim Osteoporosetyp II stehen die Röhrenknochen mit typischen Schenkelhalsfrakturen und Brüchen des Unterarmes im Vordergrund.

Zu extremen Formen der Osteoporose kann es nach längerer Bettruhe kommen, der äußersten Form der Inaktivität. Durch den fehlenden muskulären Aufbaureiz am Knochen verliert der gesamte Stütz- und Bewegungsapparat entscheidend seine Haltfunktion.

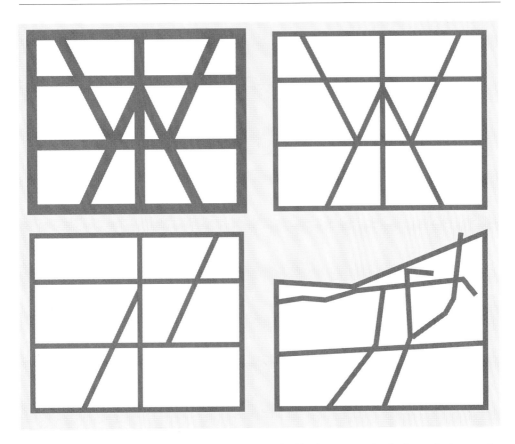

Abbildung 1: Die Osteoporose ist gekennzeichnet durch die Abnahme stützender Strukturen im Inneren des Knochens. Vergleichbar ist dieser Vorgang mit dem langsamen Zusammenbruch einer Stützmauer.

Allgemein bekannt ist auch die regionale Form der Osteoporose durch die vorübergehende Ruhigstellung einer Extremität im Gipsverband. In kurzer Zeit büßt der Muskelmotor seine Wirksamkeit ein, was sich durch eine sichtbare Inaktivitätsatrophie ausdrückt, begleitet von einer deutlichen Demineralisierung der entsprechenden knöchernen Strukturen.

Stellt Bewegungsmangel eine wesentliche Ursache für die Entwicklung der Osteoporose dar, so ist es die Aufgabe einer vorsorgenden Medizin, wirksame Trainingsmaßnahmen zu entwickeln, wobei der wiederholten Reizung der Knochenhaut durch gezieltes Widerstandtraining der Muskel-Sehnen-Kette besondere Bedeutung zukommt.

Tägliches körperliches Training mit gezielter Verstärkung der Muskelkraft ist für die Aufrechterhaltung der tragenden Strukturen des Knochens entscheidend. Bleibt ein Training aus, so erfolgt eine Reduktion der Knochenmasse, die bei Bettlägerigkeit bis zu 2% pro Woche betragen kann. Im Spitzentennis weisen dagegen Athleten eine 30%ig höhere Knochendichte am Schlagarm im Vergleich mit der Gegenseite auf.

Regelmäßiges Training baut Knochenmasse auf.

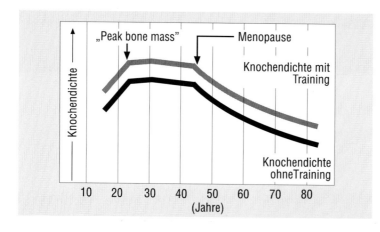

Abbildung 2:
Die Knochendichte bei Frauen in Abhängigkeit von Lebensalter und Training. In jedem Alter liegt die Knochendichte trainierter Frauen über der ihrer untrainierten Altersgenossinnen.

Grundsätzliche Maßnahmen der Gesundheitsförderung in drei Stufen:
- primäre Prävention
- sekundäre Prävention
- tertiäre Prävention.

Primäre Prävention ist das frühe Vorbeugetraining zur Verhinderung der Osteoporose. Zu diesem Zeitpunkt liegen noch keine Zeichen einer allgemeinen Knochenentkalkung vor. Spätestens mit dem 4. Lebensjahrzehnt ist gegen die Osteoporose ein geeignetes Training anzuraten, um einem allgemeinen Substanzverlust des Skelettsystems entgegenwirken zu können (Abb. 2).

Maßnahmen der **sekundären Prävention** können als Frühtherapie bei Osteoporose gewertet werden, sie erhöhen die Heilungschancen. Ein Training optimaler Quantität und Qualität ist durchaus in der Lage, die Demineralisierung des Knochens ausgleichen zu können.

In der **tertiären Prävention** gilt es, das Fortschreiten der chronischen Osteoporose aufzuhalten und zu begrenzen. Vielfach hat die Osteoporose meßbare Gefügestörungen (Frakturen) im Stütz- und Bewegungsapparat ausgelöst, so daß die Prävention behutsam und individuell dosiert das Training charakterisiert.

1.2 Bedeutung muskulärer Dysbalancen für die Entstehung der Osteoporose

Die Muskulatur unterliegt im Vergleich zum Stütz- und Bewegungsapparat als Reaktion auf unterschiedliche Formen der Belastung extremen Schwankungen zwischen Hypertrophie und Atrophie. Die Muskel-Sehnen-Einheit ist in den Regelmechanismus des neuroarthromuskulären Funktionskreises eingebunden. Synchron zum Belastungsreiz der Muskulatur reagiert der Knochen, bleibt Widerstandstraining mit Beanspruchung der Muskel-Sehnen-Einheit am Knochen aus, so büßt er seine Stützstrukturen ein. In der Regel handelt es sich um einen langfristigen Anpassungsprozeß, fehlende Muskelreize am Knochen bewirken in der ersten Phase eine langsame Reduktion der Stützstrukturen, in der zweiten Phase genügt dann häufig ein inadäquates Trauma, um die absolute Funktionsuntüchtigkeit in Form einer Fraktur in Erscheinung treten zu lassen.

Die Leistungsfähigkeit des Stütz- und Bewegungsapparates ist somit auf ein permanentes Training angewiesen. Wenn die ausgewogene Bewegungsbelastung der Muskeln ausbleibt, sind Belastungsschmerzen im Bereich des motorischen Systems

1.2 Bedeutung muskulärer Dysbalancen für die Entstehung der Osteoporose

Abbildung 3:
Ungünstige Beugebelastung bei langer Sitzarbeit mit Lokalisation der Hauptschmerzpunkte.

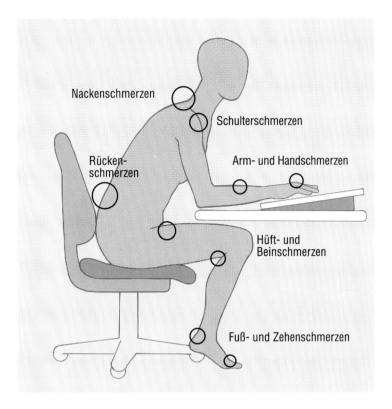

Anzeichen für die beginnende Degeneration (Abb. 3).

Die Beziehung zwischen Knochenstabilität und Muskulatur wird bei einem drastischen Bewegungsverlust deutlich, wie er z. B. bei strenger Bettruhe eintritt. Die Ursache liegt in der fehlenden mechanischen Reizung der Rezeptoren der Osteozyten, die wesentlich die Neubildung der Knochenmasse steuern. Andererseits bewirkt Training den umgekehrten Effekt, ein intensiver Spannungsreiz, durch die Muskel-Sehnen-Einheit am Knochen, wirkt einem vorzeitigen Knochenmasseschwund entgegen. Das muskuläre Krafttraining mit der direkten Reizung am Knochenansatz hat wegen der direkten Korrelation zwischen Muskelkraft und Knochenmasse einen großen Stellenwert. Ein gezieltes Muskelaufbautraining ist daher in der Lage, auf natürlichem Wege, den Verlust von Knochenmasse auszugleichen.

> Die Knochenmasse steht in direkter Korrelation zur Kraft des Muskels.

Im Vorfeld der Osteoporose entstehen unter Alltagsbedingungen mit Bewegungsarmut und einseitigen Belastungen der Gelenke typische Dysbalancen, die auf der einen Seite aus Spannungsverkürzung überforderter Muskulatur und andererseits aus Atrophie und Spannungsverlust, als Folge eines geringen Trainingsreizes, entstehen. Jede Gelenkeinheit besitzt unterschiedliche Freiheitsgrade der Bewegung, wobei sich in der Regel die Streck- und Beugeleistungen unterscheiden lassen. Die Beugefunktion ist in den koordinierten Bewegungsablauf der einseitigen Muskel-Sehnen-Einheiten (Agonisten) eingebunden, während die eigentliche Gegenfunktion von der Streckseite (Antagonisten) gesteuert wird. Synchron zur Kontraktion der

Agonisten erfolgt die Dehnung der Antagonisten und umgekehrt (Abb. 4).

> Eine Dysbalance entsteht durch Spannungsaufbau mit Verkürzung der Agonisten bei gleichzeitiger Abschwächung der gegenseitigen Antagonisten.

Will man bei der Behandlung der Osteoporose ein wirksames Muskelaufbautraining anwenden, so muß zunächst die muskuläre Dysbalance mittels Flexibilitätstest (s. Abschn. 3.2.1) festgestellt werden. Aus den Flexibilitätsdefiziten ergeben sich dann die Dehnungsübungen, parallel geschaltet zur Verstärkung der abgeschwächten Muskelgruppe auf der Gegenseite.

Wird die muskuläre Dysbalance durch ein gezieltes Ausgleichstraining nicht korrigiert, so ist der Weg in Richtung Degeneration vorgezeichnet. Der einseitige Zug verkürzter Muskelgruppen verschiebt die zentrale Gelenkfläche in randständige Zonen, denn die abgeschwächten Antagonisten können die Dysbalance von der Gegenseite nicht ausgleichen. Die Verschiebung eines Gelenkes aus der zentralen Lage ist bei langfristiger Wirkung die Vorstufe der eigentlichen Gelenkdegeneration, denn im Gegensatz zu den zentralen Knorpelbezirken sind die randständigen Zonen nur dünn mit Knorpel belegt und deshalb einem verstärkten täglichen Belastungsdruck nicht gewachsen.

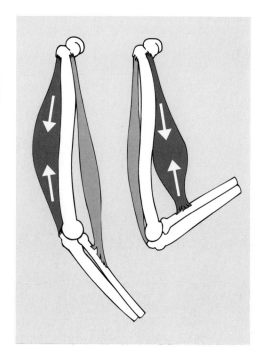

Abbildung 4: Schematische Darstellung der wechselnden Aktivität zwischen dem Beuge- und Streckmuskel. Links ist der Streckmuskel kontrahiert und der Beugemuskel gedehnt, rechts ist der Beugemuskel kontrahiert und der Streckmuskel gedehnt.

> Muskuläre Dysbalancen bilden häufig die Vorstufe zur Gelenkdegeneration.

Generell reagiert die Skelettmuskulatur auf Fehl- und Überbelastung gegensätzlich: Während die tonische Muskulatur mit Verkürzung antwortet, reagiert die phasische Muskulatur mit Abschwächung (Abb. 5).

Häufig lassen sich muskuläre Dysbalancen der Gelenke schon dadurch ausgleichen, daß wiederholt die tonische Muskulatur gedehnt wird. Wenn Gelenkabschnitte über die phasische Muskulatur beeinflußt werden, so ist ein gezieltes Muskelaufbautraining zum Ausgleich der Dysbalance angezeigt.

Tabelle 1-1 (s. S. 18) zeigt die typischen Reaktionsmuster der quergestreiften Muskulatur auf Fehl- und Überbelastung. Unter Berücksichtigung dieser Einteilung kommt es bei stereotyper Belastung bevorzugt an folgenden Muskel-Gelenk-Abschnitten durch Leistungsverkürzung zu Bewegungseinschränkungen:
- Beugeseite der Schultergelenke, der Unterarme und Hände
- Strecksiten der Wirbelsäule in Höhe der Halswirbelsäule und Lendenwirbelsäule

1.2 Bedeutung muskulärer Dysbalancen für die Entstehung der Osteoporose

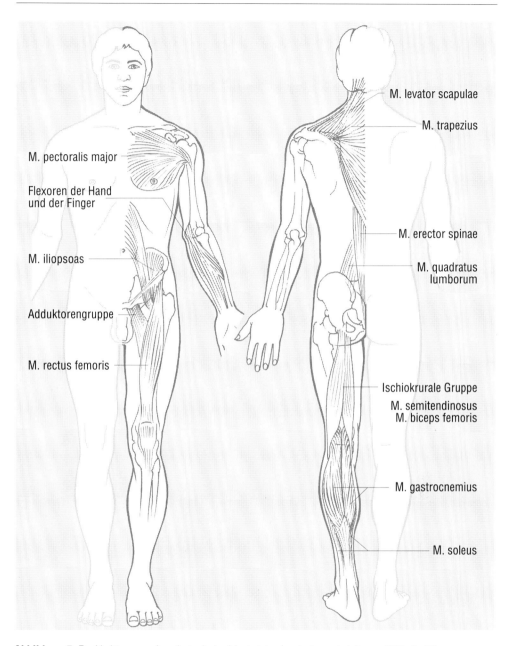

Abbildung 5: Zur Verkürzung neigende tonische Muskulatur (nach Janda bei Frisch 1989, S. 40).

- Beugeseite und Innenseite der Hüftgelenke
- Rückseite der Oberschenkel.
- Rückseite der Unterschenkel und der Fußsohle.

Das Erscheinungsbild des überwiegend sitzenden Menschen ist durch die Abschwächung der gesamten Rückenmuskulatur geprägt. Die verstärkte Rundrückenbildung ist die Folge, wobei oft gleichzeitig den

Tabelle 1-1: Klassifizierung der quergestreiften Muskulatur nach dem typischen Verhaltensmuster auf Fehl- und Überbelastung

Tonische Funktion	Phasische Funktion
Schultergürtel-Arm-Region	
M. sternocleidomastiodeus	M. trapezius (Pars inferior)
M. pectoralis major	Mm. rhomboidei
M. biceps brachii	M. triceps brachii
M. levator scapulae	Exentensoren der oberen Extremität
M. trapecius (Pars superior)	
M. levator scapulae	
Mm. scaleni	
Flexoren der oberen Extremitäten	
Rumpfmuskulatur	
M. erector spinae lumbalis	M. erector spinae thoracalis
M. erector spinae cervicalis	Mm. abdominis
M. quadratus lumborum	
Becken- und Oberschenkelmuskulatur	
M. rectus femoris	M. vastus medialis
M. ileopsoas	M. vastus lateralis
M. biceps femoris	M. glutaeus medius
M. semitendinosus	M. glutaeus maximus
M. semimembranosus	M. glutaeus minimus
M. adductor longus	
M. adductor brevis	
M. adductor magnus	
M. gracilis	
M. piriformis	
M. tensor faciae latae	
Unterschenkel- und Fußmuskulatur	
M. triceps surea (einschl. Achillessehne)	M. tibialis anterior
M. tibialis posterior	M. perenaeus brevis
	M. peronaeus longus

Händen an Schreibmaschine, Computer oder Instrument stereotype Bedienungsarbeit abverlangt wird. Es resultiert eine Leistungsüberforderung und Verkürzung der beugeseitigen Schultermuskeln sowie der Flexoren von Hand und Finger. Eingeleitet wird die komplexe Dysbalance der Gelenke bei langer Sitzarbeit durch Abschwächung der Rücken-, Schulterblatt- und Gesäßmuskulatur, die dem verstärkten Zug der beugeseitigen Schulter- und Hüftgelenksmuskeln nicht mehr gewachsen sind. Als Folge der chronischen Rundrückenbildung mit Abweichung der Schultergelenke nach vorn wird die sternale Belastungshaltung (nach BRÜGGER) eingenommen (Abb. 6) oft begleitet von der Hohlkreuzposition.

Im Gegensatz zu den Hüftgelenken sind die Schultergelenke, durch die an den Schulterblättern ansetzende Muskulatur, locker mit der Wirbelsäule verbunden. Jede muskuläre Abschwächung muß durch die verstärkte Zugwirkung der Bizeps- und Brustmuskulatur an den Beugeseiten zu einem Abgleiten der Schultergelenke nach vorn führen. Die sternale Belastungshal-

1.2 Bedeutung muskulärer Dysbalancen für die Entstehung der Osteoporose

Abbildung 6:
Hohe Druckbelastung der Brustbeingelenke in der Brustbeinbelastungshaltung mit Vorverlagerung der Schultergelenke, vermehrter Rundrückenbildung der Wirbelsäule und gleichzeitiger Vorverlagerung des Kopfes und der Halswirbelsäule. Die Brustbeinbelastungshaltung bedingt einen hohen Bandscheibendruck, speziell in der Wirbelsäule mit vorzeitiger Degeneration.

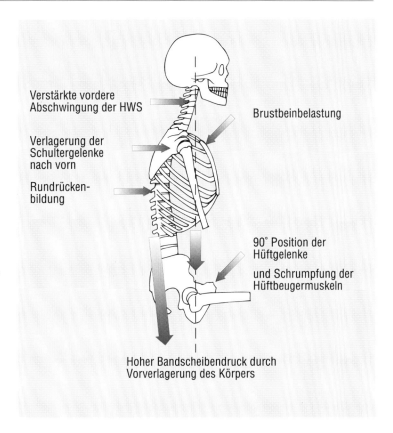

tung mit ihrer typischen Rundrückenbildung gilt als klassische Vorstufe der Osteoporose und provoziert durch den verstärkten Druck im vorderen Anteil der Wirbelkörper die langsame keilförmige Verformung. Bei der Brustbeinbelastungshaltung ist die Abschwingung der Halswirbelsäule nach vorn (Lordosierung) verstärkt, das Kopfgewicht liegt weit vor der Hauptbelastungslinie der Wirbelsäule, und gleichzeitig erfolgt über die Schlüsselbein- und Rippengelenke eine chronische Reizung von Gelenkrezeptoren. Die überbeanspruchten sternalen Gelenkkapseln schalten über diese Nozizeptoren (Schmerzfühler) einen Reflexbogen, der der Entlastung der Brustbeingelenke dienen soll. Auf reflektorischem Wege wird vom Organismus ein Ausgleich für die überbeanspruchten Brustbeingelenke gesucht. Die Rippenhalter (Mm. scaleni) und die seitlichen Kopfwender (Mm. sternocleidomastoidei) werden verkürzt, ihnen wird eine deutliche Mehrarbeit aufgezwungen, für die sie von ihrer Grundbestimmung her aber nicht ausgerichtet sind. Das führt zu einer verstärkten Achsabweichung der Halswirbelsäule nach vorn mit gleichzeitiger Überforderung der gesamten Nackenmuskulatur. In diese Fehlentwicklung einbezogen werden die Armmuskeln. Die lange Bizepssehne sowie Unterarmbeuger und -strecker reagieren mit druckschmerzempfindlichen Verkürzungen. Die Dysbalance der Wirbelsäule und der oberen Extremitäten ist nach BRÜGGER Folge eines nozizeptiven somatomotorischen Blockierungseffektes.

Die **muskuläre Fehlentwicklung der oberen Wirbelsäule und der Schultergelenke** läuft nach folgendem Schema ab:

- Verstärkte Rundrückenbildung mit Schwerpunkt Brustwirbelsäule als Vorstufe der Osteoporose.
- Lageverschiebung des Schultergürtels mit Vorverschiebung der Schultergelenke (Ventralisation), sekundäre Druckerhöhung der Brustbeingelenke (sternale Belastungshaltung).
- Schaltung eines Reflexbogens aus den überbelasteten Brustbeingelenken mit Verkürzung und Überforderung der Hals- und Nackenmuskulatur.
- Verstärkte Überstreckung des Nackens (Lordose) durch Rundrückenbildung und betonter Verkürzung der seitlichen Nackenmuskulatur (Abb. 7).

Die Rundrückenbildung mit Vorverlagerung der Schultergelenke und Verkürzung der Nacken- und beugeseitigen Schulter- und Armmuskulatur geht häufig der Osteoporose voraus.

während die Dysbalance der oberen Extremitäten durch die Abschwächung der gesamten Rumpfmuskulatur unterhalten wird und die verkürzten beugeseitigen Schultermuskeln die Schultergelenke problemlos zur Beugeseite abweichen lassen, vollzieht sich die **muskuläre Dysbalance der unteren Extremitäten** nach anderen Regeln. Die Hüftgelenke sind knöchern fest im Beckengürtel verankert, so daß eine verstärkte Zugwirkung beugeseitiger Hüftgelenksmuskeln eine Vorverschiebung (Ventralisation) nicht provozieren kann. Beim langen Sitzen sind beide Hüftgelenke überwiegend in 90 Grad-Beugeposition. Die direkte Folge ist eine Verkürzung der beugeseitigen Hüftmuskulatur, speziell des beugeseitigen Hüft-Lenden-Muskels (M. ileopsoas) und des zweigelenkigen mittleren Oberschenkelstreckers (M. rectus femoris). Für die Entwicklung der muskulären Dysbalance der unteren Extremitäten hat der Hüft-Lenden-Muskel eine überra-

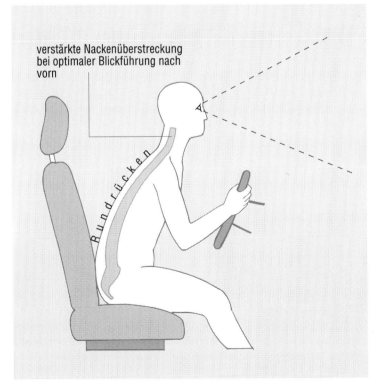

Abbildung 7:
Jede verstärkte Rundrückenbildung provoziert eine schädliche Überstreckung des Kopfes in der Halswirbelsäule mit Überbelastung der kleinen hinteren Zwischenwirbelgelenke bei normaler Gesichtsfeldeinstellung.

1.2 Bedeutung muskulärer Dysbalancen für die Entstehung der Osteoporose

gende Bedeutung, denn der zweigeteilte Muskel entspringt als M. psoas am 1. bis 5. Lendenwirbelkörper und als M. iliacus an der inneren Fläche der Beckenschaufel, wobei die gemeinsamen Fasern am kleinen Rollhügel (Trochander minor) des Oberschenkelknochens ansetzen. Bei einer Verkürzung des M. iliacus wird das Becken in eine verstärkte Vorrotation gezwungen, während der M. psoas für eine unphysiologische Abschwingung der Lendenwirbelsäule nach vorn sorgt (Lordose) (Abb. 8).

In vorwiegend sitzender Position entsteht auf diese Weise eine Schrumpfung des gesamten Hüft-Lenden-Muskels. Wird jetzt in Stehposition das Hüftgelenk gestreckt und der kleine Rollhügel (Trochanter minor) zum puctum fixum, so werden zwangsläufig das Becken und die Lendenwirbelsäule zum puctum mobile, was die verstärkte Abschwingung der Wirbelsäule nach vorn bei gleichzeitiger Beckenkippung in die gleiche Richtung erklärt.

Die Totalkyphose der Wirbelsäule im Sitzen entsteht durch die 90 Grad-Beugeposition beider Hüftgelenke bei zusätzlicher Rückrotation des Beckens als Ausdruck schlechter Sitzhaltung. Die verstärkte Rundrückenbildung im Sitzen mit der Verschiebung des Beckens auf der Sitzfläche nach vorn und die vermehrte Hohlkreuzbildung im Stehen sind letztendlich Ausdrucksformen einer kompletten Dysbalance der unteren Extremitäten. Sie belasten die äußeren Anteile des Bandscheibenfaserringes, und wenn nicht rechtzeitig Maßnahmen der Prävention zur Korrektur der Dysbalance eingeleitet werden, so droht am Ende nicht selten ein operationswürdiger Bandscheibenvorfall.

Grundsätzlich wird beim langen Sitzen die muskuläre Fehlentwicklung des Rückens und der oberen und unteren Extremitäten eingeleitet, entscheidend ist an diesem Prozeß die Abschwächung der gesamten Rumpfmuskulatur (Rücken-, Bauch- und Gesäßmuskulatur) beteiligt. Wirksam im Sinne der Prävention ist deshalb ein gezieltes Muskelaufbautraining nur dann,

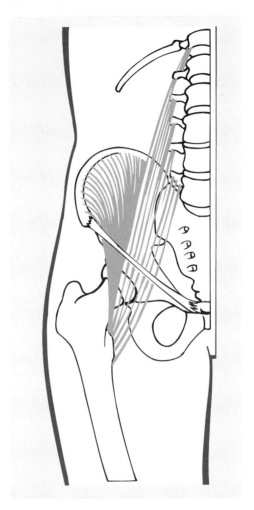

Abbildung 8: Der zweiköpfige Hüft-Lendenmuskel (M. ileopsoas) entspringt vom letzten Brustwirbelkörper und von den Lendenwirbelkörpern 1 bis 4 sowie an der Innenseite der Darmbeinschaufel, die gemeinsame Sehne setzt an kleinen Rollhügel des Oberschenkelknochens an. Er ist unser wichtigster Hüftbeugemuskel und bei Verkürzung verantwortlich für Hohlkreuzentwicklung sowie Abschwingung des Beckens nach vorn.

wenn einmal die gesamte Rumpfmuskulatur verstärkt und zum anderen permanent die Verkürzung der tiefen Rückenmuskulatur und der Hüftbeugemuskulatur ausgeglichen wird, was letztendlich entscheidend zur optimalen Ausrichtung der Wirbelsäule und des Beckens beiträgt (Abb. 9).

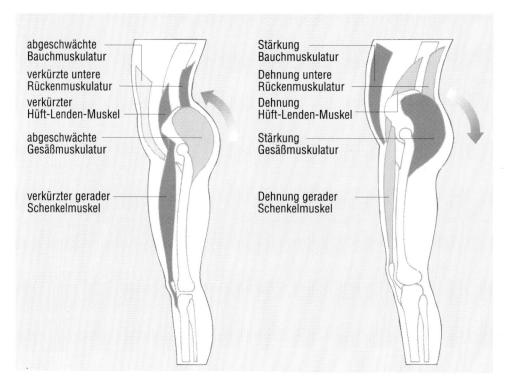

Abbildung 9: Die Dysbalance am Becken wird bedingt durch Abschwächung der Bauch- und Gesäßmuskulatur und Verkürzung der Rücken- und Hüftbeugemuskulatur. Das Training gegen Hohlkreuzbildung führt zur Stärkung der Bauch- und Gesäßmuskulatur und zur Dehnung der Rücken- und Hüftbeugemuskulatur.

Die Dysbalance der unteren Extremitäten wird in unseren Breiten ferner durch die **chronische Verkürzung der Wadenmuskulatur und der Achillessehne** geprägt. Die Ursache liegt im langen Lasthebel des menschlichen Vorfußes, wodurch die Wadenmuskulatur bereits beim Gang auf ebenem Gelände gegen einen hohen Widerstand arbeiten muß. Wird dieser Laufvorgang wie beim Ausdauertraining intensiviert, so sind Spannungsverkürzungen durch einseitige Überforderung der Wadenmuskulatur vorprogrammiert, wenn nicht rechtzeitig auf gezielte Gegenmaßnahmen in Form von Dehnungsübungen geachtet wird.

Neben der ungünstigen Hebebelastung des langen Vorfußes und der einseitigen Überforderung der Wadenmuskulatur beim Laufen verstärken hochhackige Schuhe durch die chronische Spitzfußstellung die Dysbalance mit chronischer Verkürzung der Achillessehne und der Wadenmuskulatur. Hochhackige Schuhe belasten zudem auch den Rücken, weil die konstante Spitzfußstellung die Lordose mit einseitiger Beanspruchung der Bandscheibenräume und negativer Verkürzung der unteren Rückenmuskulatur verstärkt (Abb. 10).

Die komplexe Dysbalance der unteren Extremitäten, dargestellt durch die Verkürzung der unteren Rückenmuskulatur und der Wadenmuskulatur, zeigt sich bei den Menschen in modernen Industrieländern auch in der Einnahme der Hockposition. Die ursprünglich typische Arbeitshocke wird zu einer Krampfsituation, die nur kurzzeitig eingenommen werden kann. Auffallend ist die aufrechte Körperposition über die verkürzten Rückenmuskeln und

1.2 Bedeutung muskulärer Dysbalancen für die Entstehung der Osteoporose

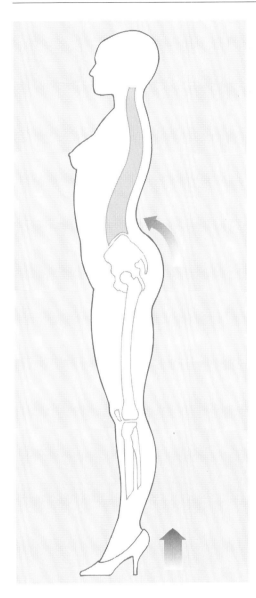

Abbildung 10: Die permanente Spitzfußstellung im Hackenschuh begünstigt den chronischen Schrumpfungsvorgang der Wadenmuskulatur, der Achillessehne und der unteren Rückenmuskulatur.

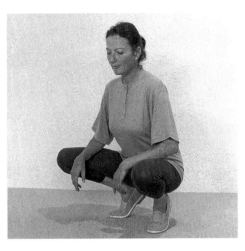

Abbildung 11: In tiefer Hocke provozieren die verkürten Rückenmuskeln die aufrechte Körperhaltung und die verkürzten Wadenmuskeln das Anheben der Fersen vom Boden und die Außenrotation beider Kniegelenke.

die angehobenen Fersen durch die verkürzte Wadenmuskulatur bei gleichzeitiger Außenrotation beider Kniegelenke mit einer bedenklichen Innenmeniskusbelastung. Die Meniskusschädigung entsteht durch die Außenrotation beider Kniegelenke, das Kniegelenk als reines Scharniergelenk wird auf diese Weise als Rotationsgelenk mißbraucht (Abb. 11) und die Menisken hohen Zugkräften ausgesetzt.

In bestimmten Kulturkreisen gleichen die Menschen durch die wiederholte Einnahme einer gelenkentlastenden tiefen Entspannungshocke die Verkürzung der unteren Rückenmuskulatur und der Achillessehne aus. Entsprechend geringer sind die Belastungsschäden, die in diesen Regionen durch einseitige Verkürzung überforderter Muskelgruppen des Rückens und der Beine entstehen (Abb. 12).

Kleinkinder bis zum dritten Lebensjahr praktizieren intuitiv auch bei uns die tiefe Entspannungshocke. Als Folge einseitiger Belastung verlernen sie bald diese entspannende Körperstellung. Naturvölker gehen auch in diesem Punkt mit ihrem Körper vorsichtiger um, denn sie praktizieren

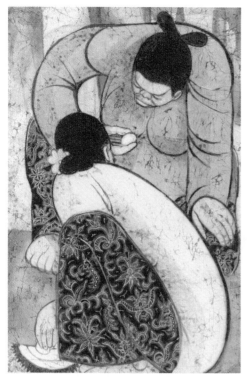

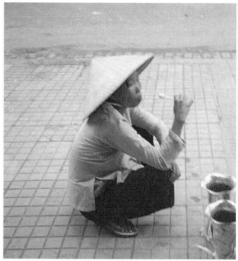

Abbildung 12b: Die tiefe Entspannungshocke kann über lange Zeit eingenommen werden, ohne daß hierdurch der Kniebinnenraum überlastet würde. Gleichzeitig erfolgt eine Dehnung der tiefen Rückenmuskulatur und der Achillessehne.

Abbildung 12a: In der tiefen Entspannungshocke ermöglichen die optimal gedehnten Wadenmuskeln einen vollen Bodenkontakt des ganzen Fußes, die Elastizität der Rückenmuskulatur ermöglicht die Annäherung des Sitzbeines an beide Fersenbeine.

1.3 Leistungsminderung durch Elastizitätsverlust der Muskel-Sehnen-Einheit

per vorsichtiger um, denn sie praktizieren bei der Arbeit und in der Freizeit permanent die tiefe Entspannungshocke, in der die Kniegelenke nicht durch eine Außenrotation mißbraucht, sondern als typisches Scharniergelenk belastet werden. In dieser Position wird vor allem der innere Meniskus nicht durch seitliche Scherkräfte überfordert, und eine schädigende Druck- und Zugwirkung entfällt.

Arbeit im Sitzen auf Dauer schwächt nicht nur die gesamte Rücken- und Beinkraft, verbunden mit einem hohen Osteoporoserisiko, parallel entsteht auch ein Elastizitätsverlust in stereotyp belasteten Bereichen, wobei besonders die kraftübertragenden Sehnen der Arme und Hände betroffen sind.

Die Verletzung bzw. Erkrankung durch wiederholte Bewegungsbelastung (Repetitiv Strain Injury – RSI) ist daher eine Berufskrankheit der Gegenwart als Resultat langer Sitzbelastung mit einseitiger Beanspruchung der Arme und Hände. Die steuernde Muskel-Sehnen-Einheit reagiert mit Spannung und Verkürzung. Dieser Spannungsstreß trifft gezielt die Sehne als schwächstes Glied im neuroarthromuskulären Funktionskreis.

ECKSTRAND konnte in einer Sportstudie zeigen, daß einseitiges Belastungstraining über die Verkürzung steuernder Muskel-Sehnen-Systeme den Bewegungsumfang der Gelenke bis zu 13% reduzieren kann. Der Muskel und seine kraftübertragende Sehne reagieren auf chronische Belastung mit Drucksteigerung im Gewebe, wobei der erhöhte Druck von der arteriellen Grundversorgung nur schwer überwunden werden kann. Gleichzeitig ist jede Drucksteigerung mit einem Mehrverbrauch an Energie verbunden. Dieser zusätzliche Anspruch kann aber vom versorgenden Herz-Kreislauf-System nicht zur Verfügung gestellt werden, es entsteht ein Zustand relativer Hypoxie. Die insuffiziente Versorgungslage an Sauerstoff und Energie trifft primär die kraftübertragende Sehne, weil sie schon von der Grundversorgung her erschwert mit Sauerstoff beliefert wird. Sehnen gehören neben Meniskus- und Bandscheibengewebe im Organismus zum bradytrophen Gewebe, also Gewebestrukturen, die einen verlangsamten Stoffwechsel aufweisen.

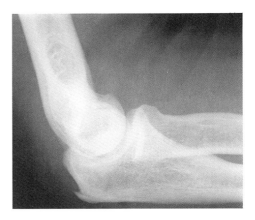

Abbildung 13: Kalkeinlagerungen des Sehnenansatzes am Knochen als Ausdruck einer langfristigen degenerativen Erkrankung.

> Als Folge einer insuffizienten Energie- und Sauerstoffversorgung beginnt die Erkrankung bei stereotyper Bewegungsbelastung primär an den kraftübertragenden Sehnen.

Einseitige Bewegungsabläufe müssen häufig von den Händen und Armen geleitet werden. In engen Knochen- und Bandkanälen sind deren Sehnen hoher Reibung ausgesetzt, so daß Erkrankungen und Verletzungen bei stereotyper Tätigkeit speziell im Bereich der oberen Extremitäten zu finden sind. Die degenerativen Veränderungen der einseitig überbelasteten Sehnen vollziehen sich nach einem bestimmten Schema und können durch feingewebliche Untersuchungen dokumentiert werden.

- Verlagerung des Zellkerns an den Rand der Sehnenzelle (Fibrozyt) mit brüchigen Destruktionen der Wandstrukturen.
- Die Abnahme der Fibrozyten reduziert zugleich ihre Syntheseleistung (Mukopolysaccharidproduktionen). Durch Verminderung der Kollagenfibrillen und Fibrillenbündeln lockert sich das räumliche Netzwerk auf.
- In die aufgelockerten Zwischenräume der Kollagenfasern erfolgt die Einlagerung von Wasser (Ödemphase), Schleim (schleimige Degeneration), Fett (fettige Degeneration).
- Die Leistungsminderung der ausgereiften Bindegewebszellen (Fibrozyten) ruft unausgereifte jugendliche Bindegewebszellen (Fibroblasten) auf den Plan, damit die Kollagen-Syntheseleistung aufrechterhalten wird.
- In der Spätphase der Degeneration erfolgt die Einlagerung von Kalk in das Sehnengewebe, also von Mineralstoffen, die stoffwechselinaktiv und somit auf Sauerstoff nicht angewiesen sind. Im Röntgenbild lassen sich Kalkeinlagerungen in der Ansatzzone der Sehnen am Knochen leicht erfassen (Abb. 13).

Die Sehnen müssen enge Knochen- und Bandkanäle passieren, nicht selten verbunden mit erheblichen Richtungsänderun-

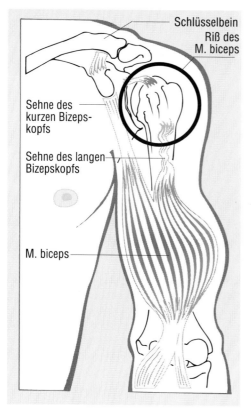

Abbildung 14: Hoher Reibungswiderstand der Bizepssehne im engen Knochenkanal, bei gleichzeitiger Richtungsänderung bis 90 Grad.

gen. Jedes Zugseil erfährt dann einen hohen Reibungswiderstand, wenn das Material auf einer engen Rolle gebündelt und gleichzeitig stark abgewinkelt wird. Die gleiche Situation finden wir bei der körpernahen langen Bizepssehne im Bereich des Oberarmkopfes. Sie wird in einen engen Knochenkanal begrenzt und erfährt auf dem Weg zum Knochenansatz eine starke Richtungsänderung. Erfolgt jetzt eine belastungsinduzierte Spannungsverkürzung, so führt die Reibungserhöhung im Knochenkanal nicht selten zur Ruptur (Abb. 14).

Am Schultergelenk gibt es einen weiteren Engpaß, der immer dann in Erscheinung tritt, wenn intensive Überkopfbewegungen der Arme bei Arbeit und Sport durchgeführt werden. Die Rotatorenmanschette, die die seitliche Überkopfarbeit des Armes steuert, kann zwischen Oberarmkopf und Schulterdach im Verlauf der Sehne des Musculus supraspinatus durch Kompression geschädigt werden. Diese traumatische Schädigung der Sehne des M. supraspinatus zwischen Oberarmkopf und Schulterdach tritt bei der Brustbeinbelastungshalt intensiver ein, weil der freie Gelenkraum durch Ventralisation verringert wird. Die Degeneration der Rotatorenmanschette, speziell im Bereich der Supraspinatussehne, ist im letzten Lebensdrittel eine häufige Erkrankungsform und endet nicht selten mit der Ruptur. Vorrangiges Ziel jeder vorbeugenden Medizin gegen die Degeneration der Rotatorenmanschette muß es daher sein, die Brustbeinbelastungshaltung zu verhindern und so zu vermeiden, daß über das Abweichen der Schultergelenke nach vorn der freie Gelenkraum für das Sehnenspiel bei Überkopfarbeiten eingeschränkt wird (Abb. 15).

Die Leistungsminderung kraftübertragender Sehnen geht vornehmlich von der Hand aus, die das entscheidende Bindeglied des Menschen bei jeder Tätigkeit an Maschine, Computer und Instrument ist. Die „Sehnenscheidenentzündung" am Übergang vom Arm zur Hand ist oft Folge eines erhöhten Reibungswiderstandes der Sehnen, verursacht durch die Spannungsverkürzung des Muskels mit Bündelung der Sehne im Band- oder Knochenkanal und gleichzeitiger Richtungsänderung, die der Sehne auf dem Weg zum Gelenkansatz aufgezwungen wird. Es ist somit ganz entscheidend, in welcher Winkelstellung die Hand im Handgelenk bei stereotyper Tätigkeit gehalten wird. Die schädigende Wirkung der Überstreckung der Hand im Handgelenk wurde bereits früh erkannt und z. B. in der alten russischen Klavierschule über kurze Passagen durch das Führen eines Rubelstückes auf dem Handrücken am Klavier abgewöhnt (Abb. 16).

BÜRGER (1971) postulierte, daß Sehnen als bradytrophes Gewebe durch ihren ver-

1.3 Leistungsminderung durch Elastizitätsverlust der Muskel-Sehnen-Einheit

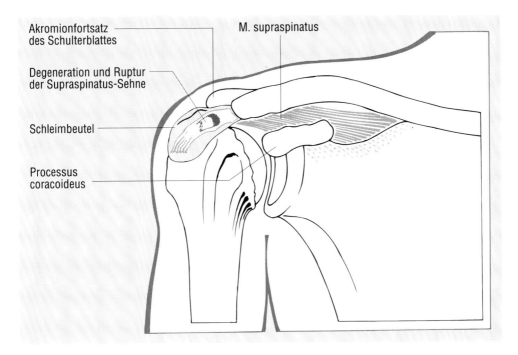

Abbildung 15: Darstellung der Ruptur der Rotatorenmanschette (Sehne des M. supraspinatus) vor ihrem Knochenansatz am Oberarmkopf.

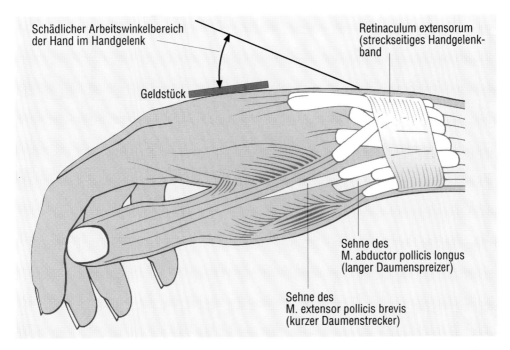

Abbildung 16: Bei hoher Belastung der Strecksehnen ist der Reibungswiderstand in Höhe des streckseitigen Handgelenksbandes in Neutral-0-Stellung am geringsten.

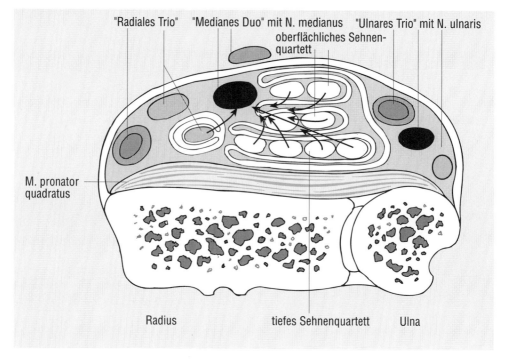

Abbildung 17: Verstärkter Druck auf den Mittelhandnerven durch Volumenzunahme und Verkürzung von neun Beugesehnen.

langsamten Stoffwechsel nicht zur Anpassung an Training in der Lage sind. Seit TITTEL und OTTO (1976) wissen wir aber, daß auch das Sehnengewebe durch Anpassung der Mizellstrukturen hypertrophieren kann. Passieren zahlreiche Sehnen einen exakt begrenzten Bandkanal, wie das an der Streck- und Beugeseite des Handgelenkes der Fall ist, so genügt deshalb schon eine geringe Volumenzunahme der Sehnen, um entscheidende Funktionsstörungen zu verursachen. Kompressionssyndrome dieser Art sind nicht selten und werden in der Regel von der Chirurgie durch die operative Spaltung des äußeren Bandkanales therapiert, ohne daß das eigentliche Grundübel, die spannungsgeladene Volumenzunahme der Sehne, beseitigt wird.

Gravierende Folgen kann ein derartiges Kompressionssyndrom in der Hand dann auslösen, wenn es durch wiederholten und kräftigen Faustschluß zum Karpaltunnelsyndrom kommt, wie das z. B. beim Freistilklettern, einseitigem Body-building-Training oder Überlastung der Beugeschlinge im Geigerarm nicht selten ist. Gemeinsam mit neun Beugesehnen passiert der Mittelhandnerv (N. medianus) den Karpaltunnel, der räumlich begrenzt ist, und jede belastungsinduzierte Sehnenhypertrophie kann den zur Verfügung stehenden freien Raum im Bandkanal aufbrauchen und den begleitenden Nerven durch Druck schädigen (Abb. 17).

Das Karpaltunnelsyndrom kann verhindert werden, wenn möglichst in der Phase der primären Prävention durch die gezielte und wiederholte Dehnung die Spannungsverkürzung aus den kraftübertragenden Sehnen genommen wird, wodurch die Druckentlastung des begleitenden N. medianus erreicht wird (Abb. 18).

Durch einseitige Belastung ausgelöste Sehnenerkrankungen sind in der Medizin

1.3 Leistungsminderung durch Elastizitätsverlust der Muskel-Sehnen-Einheit

seit langem bekannt. Bereits im Mittelalter sprach der Volksmund von der „Trommlerlähmung". Durch Trommelmusik motivierten sich die Landsknechte auf ihren langen Tagesmärschen. Das stereotype Führen der Schlegel war jedoch mit einseitiger Belastung der Streck- und Beugesehnen der Daumen verbunden. Bei diesem Belastungsmuster, heute speziell im Jazz, ist die lange Daumenstrecksehne besonders gefährdet, denn sie wird an der Streckseite des Handgelenkes in einem engen Bandkanal fixiert und erfährt gleichzeitig eine Winkeländerung um ca. 50 Grad, wodurch eine Reibungserhöhung provoziert wird. Ähnlich wie die lange Bizepssehne im Knochenkanal kann bei stereotyper Bedienungsarbeit die lange Daumenstrecksehne im Bandkanal durchreißen, was zur totalen Streckbehinderung führt (Abb. 19). Die Erkrankung bzw. Verletzung der langen Daumenstrecksehne kann durch gezielte

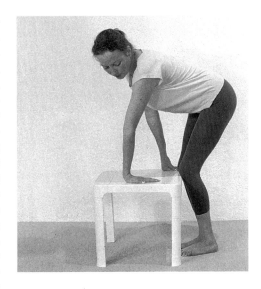

Abbildung 18: Druckentlastung des Karpaltunnels durch die gezielte Dehnung aller Fingerbeugesehnen.

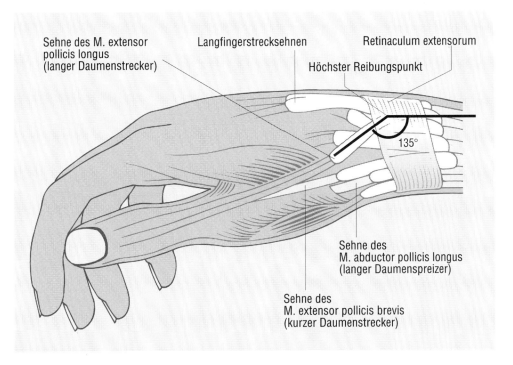

Abbildung 19: Hoher Reibungswiderstand der langen Daumenstrecksehne bei intensiver Belastung durch enge Führung im Bandkanal und gleichzeitiger Richtungsänderung.

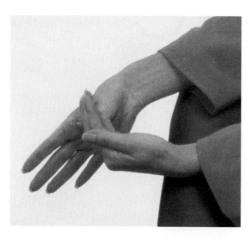

Abbildung 20: Dehnung der langen Daumenstrecksehne durch maximale Beugung mit Zug von den Fingern der Gegenhand.

1.4 Leistungsminderung durch Elastizitätsverlust des Herz-Kreislauf-Systems

Der Sauerstofftransport im Organismus ist abhängig von der Herz- und Lungenkapazität und speziell vom Elastizitätsverhalten der Blutgefäße. Insbesondere sind es die großen herznahen Arterien (speziell die Aorta), die durch ihr flexibles Verhalten entscheidend dazu beitragen, die Herztätigkeit zu entlasten. Die elastische Pulswelle nach der Ausstoßphase des Herzens sorgt dafür, daß das arterielle Blut in Richtung Peripherie transportiert wird (Abb. 21).

und wiederholte Dehnung (Intensivstretching) verhindert werden (Abb. 20).

Der allgemeine Elastizitätsverlust der überlasteten Muskeln und der kraftübertragenden Sehnen ist bei der Osteoporose mitentscheidend für Leistungsminderung und Krankheit, die am Ende eines langen Krankheitsprozesses nicht selten umfangreiche operative Maßnahmen notwendig machen.

Dehnung als Prävention bedeutet gezielte Elastizitätsverbesserung der belastungsempfindlichen kraftübertragenden Sehnen auf folgendem Wege:

- Optimierung der Sauerstoff- und Energieversorgung kraftübertragender Sehnen als bradytrophem Gewebe
- Vermeidung eines Kompressionssyndroms im exakt umgrenzten Bandkanal durch Druck- und Kaliberverminderung einseitig überlasteter Sehnen
- Reduzierung des Reibungswiderstandes der Gleitsehne im Bandkanal bei Richtungsänderung durch gezieltes Elastizitätstraining.

Die als Windkesselphänomen bezeichnete elastische Schwingung arterieller Wandanteile wird geprägt durch die Qualität eingelagerter elastischer Bindegewebsfasern, denn die Intensität der druckbedingten Ausweitung ist entscheidend für die Bewegungsenergie, die beim Zurückschwingen der Wandanteile in die Ausgangslage entsteht. In der Systole wird der Druckimpuls direkt an die großen Arterien weitergeleitet, die Bewegung in Richtung Peripherie ist durch das sofortige Verschließen der Herzklappen nach dieser Austreibungsphase bedingt.

Die Qualität der elastischen Fasern in den Arterien wird durch Lebensführung und Alter wesentlich beeinflußt. Insbesondere sind es falsche Ernährung mit einem hohen Anteil gesättigter Fettsäuren und Bewegungsmangel, die entscheidend zur Leistungsminderung des gesamten Herz-Kreislauf-Systems beitragen. Wird durch den Elastizitätsverlust die Windkesselfunktion behindert oder außer Kraft gesetzt, entsteht als Folge die herzbelastende Hypertonie.

Durch die Einlagerung freier Fettsäuren wird die arterielle Gefäßwand starr und kann durch den Elastizitätsverlust das Herz in seiner Pumparbeit nur noch unvollkommen unterstützen, worunter der zen-

Abbildung 21: Windkesselwirkung der Aorta. Dehnung der Gefäßwand in der Systole und Weiterleitung des Blutes in Richtung Peripherie in der Diastole durch Spannkraft der elastischen Fasern, die in ihre Ausgangslage zurückfedern.

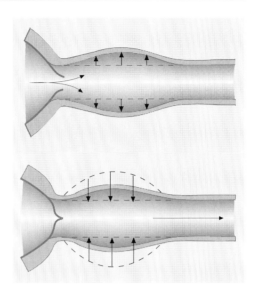

trale Sauerstofftransport und die Energieflußrate leiden. Wenn Vorschäden im Herz-Kreislauf-System vorhanden sind, potenzieren sich die Auswirkungen in der Peripherie vor allem im schwächsten Glied der Kette, im bradytrophen Gewebe.

Streß kann als typisch für das Industriezeitalter angesehen werden. Negativstreß, Bewegungsmangel und falsche Ernährung sind die Hauptursachen für die Zivilisationserkrankungen. Durch Streß wird die Muskulatur auf Bewegung vorbereitet: Über ein hormonelles Steuerungssystem aus den Nebennieren (Adrenalin und Noadrenalin) erfolgt durch Blutdrucksteigerung eine vermehrte Durchblutung zur Vorbereitung auf Aktivität. Kohlehydrate und freie Fettsäuren werden zur Energieversorgung der Muskulatur bereitgestellt, und in der Folge wird die Verbrennung über Stoffwechselaktivierung (durch die Bewegung großer Muskelgruppen) erwartet. Bleibt bei sitzender Tätigkeit und unter Einfluß von Negativstreß die programmierte Aktivität aus, so entsteht im Organismus ein Überangebot an diesen Energieträgern.

Während der Abbau von Kohlehydraten problemlos vom Organismus vollzogen werden kann, werden die freien Fettsäuren vor Ort an den Innenwänden der Arterien abgelagert. Vollzieht sich dieser Prozeß wiederholt und ohne Einleitung entsprechender Gegenmaßnahmen, so droht über die Entstehung der Arteriosklerose der langsame Gefäßverschluß bis hin zu Herzinfarkt und Schlaganfall.

Bewegungsmangel, falsche Ernährung und Negativstreß als wesentliche Faktoren für die Entstehung von Herz-Kreislauf-Erkrankungen kann mit Maßnahmen der Prävention begegnet werden. Längerdauernde sitzende Tätigkeiten lassen sich kaum verhindern. Die Degeneration des Stütz- und Bewegungssystems und von Herz und Kreislauf kann nur durch eine Änderung des Ernährungsverhaltens und über ein allgemeines Bewegungstraining optimaler Quantität und Qualität verhindert werden. Ein permanentes Ausdauertraining ist durchaus in der Lage, die Elastizität der Arterien zu erhalten durch Senkung des LDL-Cholesterins bei gleichzeitiger Erhöhung des gefäßschützenden HDL-Cholesterins. Die freien Fettsäuren werden durch Ausdauertraining an der Ablagerung an der Gefäßinnenwand gehindert, damit wird langfristig die elastische Windkesselwirkung aufrechterhalten. Bei richtiger Bewegungsdosierung ermöglicht das Training eine Verbesserung der Elastizität der Arterien und die Absenkung des peripheren Gefäßwiderstandes durch den Ausbau neuer Kapillaren. Die Erhöhung der Kapillardichte durch Neubildung wird meßbar durch das damit verbundene Sinken von Herzfrequenz und Blutdruck (Abb. 22).

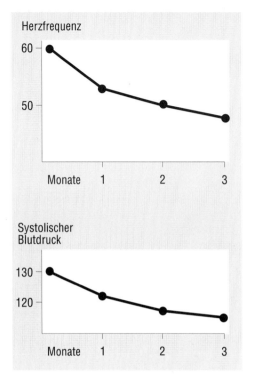

Abbildung 22: Die Absenkung von Herzfrequenz und Blutdruck durch ein permanentes Ausdauertraining.

Ausdauertraining mit geringer Intensität (50 bis 60% der maximalen Herzfrequenz) über lange Zeiträume (30 bis 60 Minuten) kann als optimales Gefäßtraining angesehen werden (s. Abschn. 3.4). Man spricht unter diesen Bedingungen von der Fettverbrennungszone wegen des bevorzugten Verbrauchs freier Fettsäuren, die auf diese Art an der Ablagerung an den Gefäßwänden gehindert werden. Begleitet wird diese Trainingswirkung durch die Ausbildung von Kapillaren in der Peripherie mit der Erhöhung der Mitochondrien in den Zellen und einer gleichzeitigen Senkung des peripheren Widerstandes. Damit ist Ausdauertraining in der Fettverbrennungszone besonders wirksam gegen Arterienverkalkung und Bluthochdruck bei gleichzeitiger Senkung des Übergewichts.

> Ausdauertraining großer Muskelgruppen ist gleichzeitig Elastizitätstraining für die Gefäßwände.

1.5 Konditions- und Koordinationsverlust durch Bewegungsmangel

Ein Konditionsverlust an entscheidenden Muskelgruppen des Stütz- und Bewegungssystems geht parallel mit einem allgemeinen Koordinationsverlust, weil durch mangelndes Training das geordnete Zusammenspiel unterschiedlicher Bewegungsabläufe gestört ist. Einmal atrophiert die gesamte Rumpfmuskulatur im Bereich des Rückens, der vorderen Bauchwand und des Beckens und zum anderen tritt ein Stabilitätsverlust der Wirbelsäule ein, weil der verletzungsanfälligen Bandscheibe nicht mehr ausreichend Stützkraft von außen entgegengestellt wird. Daneben sind es die großen Muskelgruppen der Beine, die unter der Inaktivität beim langen Sitzen leiden, wobei ein isolierter Schrumpfungsprozeß an den Beugeseiten der Hüftgelenke durch langes Sitzen in 90 Grad-Beugeposition dem Leistungsverlust weiter Vorschub leistet.

Es wurde bereits gezeigt, daß die Muskulatur mit den kraftübertragenden Sehnen in den Regelmechanismus des neuroarthromuskulären Funktionskreises eingebunden sind, bei langer Sitztätigkeit aber nur eine unzureichende Bahnung der zentral gesteuerten Bewegungsimpulse unter Einbeziehung der Muskel-Sehnen-Einheiten erfolgt. Erfahrungen aus der Musik- und Sportszene lehren, wie wichtig es ist, die über periphere Nervenbahnen gesteuerte Muskulatur intensiv und wiederholt zu schulen, wenn man nicht wesentliche Leistungseinbußen, verbunden mit Koordinationsstörungen, in Kauf nehmen will.

1.5 Konditions- und Koordinationsverlust durch Bewegungsmangel

Ein allgemeiner Konditionsverlust steht in direktem Zusammenhang mit Überernährung und Bewegungsmangel, wobei die Adipositas zugleich die Entwicklung des metabolischen Syndroms begünstigt:
- Hypertonus (Bluthochdruck)
- Hypercholesterinämie (hoher Cholesterinspiegel)
- prädiabetische Stoffwechsellage (beginnende Blutzuckererkrankung).

Degenerative Erkrankungen durch Bewegungsmangel und Alterungsvorgänge im letzten Lebensdrittel haben viele Parallelen:
- Verminderte Herz-Kreislauf-Funktion
- Abnahme der Lungenkapazität
- Verlust an Muskelmasse mit verminderter Enzymaktivität und Reduktion des Mytochondrienvolumens mit eingeschränkter Kapillarisierung
- Erhöhung der Blutfettwerte und des Arterioskleroserisikos
- Verringerung der Sauerstofftransportträger im Blut
- Verlust des Mineralgehaltes im Knochensystem (Osteoporose)
- Erhöhter Insulinspiegel im Blut
- Elastizitätsverlust der Gelenke mit vermehrtem Sturzrisiko
- Adipositas
- Verschlechterung des körpereigenen Abwehrsystems.

Ein systematisches Training von Elastizität, Kraft und Ausdauer schult im synergistischen Sinne auch die Koordination, über welche die geordneten Bewegungsabläufe folgerichtig geschaltet werden. Über eine optimale Ausbildung von Elastizität, Kraft und Ausdauer steuert die Koordination den gesamten Bewegungsablauf, sie trägt somit wesentlich zum Leistungserhalt bei und verringert selbst bei manifester Osteoporose das Sturzrisiko.

2
Krankheitsbild der Osteoporose

2.1
Beginn und Verlauf der Osteoporose

Bei der primären oder ideopathischen Osteoporose bleibt die Krankheitsentstehung häufig unklar, genetische Faktoren mit individuellen Dispositionen können eine Rolle spielen, besonders gefährdet ist der blonde und weißhäutige Frauentyp.

Die typische Altersosteoporose, eingeteilt nach Typ I und II, macht 95% aller Erkrankungsfälle mit folgenden Hauptursachen aus:
- Beim weiblichen Geschlecht durch Abfall der Geschlechtshormonwerte in der Menopause
- Fehlernährung mit Mangel an Kalzium und Vitamin D
- Bewegungsmangel bei überwiegend sitzender Tätigkeit.

Der Östrogenmangel bei Frauen in der Menopause ist der häufigste Grund für die Entstehung der Osteoporose.

Auf operativem Wege kann diese Entwicklung vorweggenommen werden, wenn eine Entfernung der Eierstöcke notwendig wird. Exzessiver Ausdauersport bei Frauen kann dagegen eine jugendliche Osteoporose provozieren. Durch den trainingsbedingten Östrogenmangel mit sekundärer Amenorrhö kommt es zum Verlust an Mineralsalzen aus den Knochen mit dem Risiko, Ermüdungsfrakturen der unteren Extremitäten zu erleiden.

Während von der typischen Altersosteoporose vom Typ I und II vor allem Frauen betroffen sind, ist der Anteil der Männer bei der sekundären Osteoporose am größten. Die sekundäre Osteoporose macht jedoch nur 5% aus. Im Unterschied zur Frau ist der Abfall der Geschlechtshormonwerte beim Mann im Alter geringer und bildet deshalb nicht das entscheidende Risiko für die Entstehung der Osteoporose. Der sekundären Osteoporose liegen andere Faktoren zugrunde.

Osteoporoserisiken bei Männern
- Bewegungsmangel mit allgemeinen Aktivitätsverlust, langfristige Bettruhe
- Hoher Alkohol-, Zigaretten- und Koffeinkonsum
- Langfristige medikamentöse Therapie mit Kortison, Heparin, Schilddrüsenpräparaten, Abführmitteln
- Kalziumarme Ernährung
- Endokrine Erkrankungen, wie Schilddrüsenüberfunktion, Morbus Cushing, Akromegalie, Diabetes mellitus
- Gastroenterologische Erkrankungen, wie Magenerkrankungen, Lebererkrankungen, Bauchspeicheldrüseninsuffizienz, Morbus Crohn, Colitis ulcerosa
- Knochenmarkerkrankungen wie Plasmozytom, Metastasierungen des Skelettsystems
- Genetische Faktoren mit vermehrtem Auftreten in weißen und asiatischen Populationen, familiäre Häufung.

In den Industrienationen rückt besonders in den letzten Jahren der allgemeine Elastizitätsverlust bei der Entstehung der Osteoporose mehr in den Vordergrund, denn durch die anhaltende Sitztätigkeit fehlt der knochenaufbauende Reiz der gesamten Rumpfmuskulatur im rhythmischen Wech-

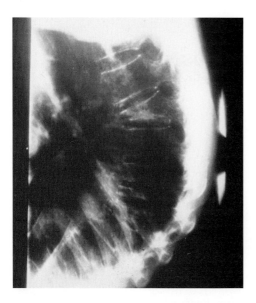

Abbildung 23: Erniedrigung der Wirbelkörpervorderseite mit Achsenknick (Gibbus) der Wirbelsäule als Folge eines Keilwirbels.

sel zwischen Anspannung und Entspannung. Die chronische Brustbeinbelastungshaltung ist die Vorstufe der typischen Rundrückenbildung, wobei die konstante Druckerhöhung der Wirbelkörper in ihren vorderen Anteilen zusammen mit einem langsamen Verlust an Mineralsalzen bei Osteoporose Keilwirbelbildungen als Folge von Spontanfrakturen entstehen lassen (Abb. 23).

Ein wesentliches Merkmal beim Leistungsverlust des Menschen ist die Verminderung der Muskelkraft, kombiniert mit einem chronischen Substanzverlust der Gelenke, speziell der druckabsorbierenden Knorpelzonen. Darin enthaltene Mukopolysaccharide erfahren einen Verlust des Wasserbindungsvermögens und berauben den Knorpel somit seiner Stoßdämpferfunktion. Parallel geht ein Abbau des kollagenen Bindegewebes einher, begleitet von sekundären Verkalkungsprozessen, analog zu den degenerativen Veränderungen an den einseitig überforderten Sehnen.

Altersveränderungen beschränken sich aber nicht nur auf Muskulatur und Gelenkknorpel, sondern erfassen auch das Knochengewebe.

> Alterungsvorgänge des Knochens sind eine wesentliche Ursache der Osteoporose.

Die höchste Knochenmasse hat der Mensch Mitte des dritten Lebensjahrzehnts erreicht, danach folgt ein kontinuierlicher Abbau, der häufig zur Osteoporose führt. Die präklinische Phase mit ihrem schleichenden Verlauf ist anfangs symptomlos, intern ist lediglich die ausgleichende Bilanz zwischen Abbau durch die Osteoklasten und Aufbau durch die Osteoblasten gestört. Bereits in dieser Phase der Entstehung der Osteoporose überwiegen destruktive Prozesse, und es ist dann oft nur noch eine Frage der Zeit, bis Spontanfrakturen die klinische Periode einleiten.

> Intensität und Tempo des Knochenabbaus bestimmen im Alter die Gesundheit des Stütz- und Bewegungssystems.

Wurden bereits in der Jugend die Kalziumspeicher im Knochen nur unzureichend durch Ernährungsfehler gefüllt, so wird die Osteoporose in früheren Jahren zum Ausbruch kommen.

Die **präklinische Osteoporosephase**, die durch eine Verminderung der Knochensubstanz charakterisiert ist, aber noch keine meßbaren Gefügestörungen im Stütz- und Bewegungsapparat aufweist, ist – als Folge der chronischen Brustbeinbelastungshaltung und komplexer Formen der Dysbalance – geprägt durch den Muskelschmerz. Einseitig überforderte Muskelgruppen reagieren auf die Überbelastung durch Volumenzunahme und Verkürzung.

Als Folge können die arterielle Grundversorgung und der Sauerstoffnachschub, vor allem des bradytrophen Gewebes (kraftübertragende Sehnen), nicht mehr gewährleistet werden, und entsprechend der verminderten Energieflußrate signalisiert der chronische und wechselnde Schmerz die primäre Phase der Degeneration.

> Der Muskelschmerz ist typisch für die präklinische Phase der Osteoporose.
> Der Knochenschmerz ist typisch für die klinische Phase der Osteoporose.

Knochen- und Gelenkdestruktionen prägen das **klinische Osteoporosestadium**, Frakturen im Verlauf der Wirbelsäule und an den Enden langer Röhrenknochen sind charakteristisch und führen den Erkrankten häufig in die Pflegebedürftigkeit. Die Schmerzen stehen primär im Zusammenhang mit Einblutungen in den Knochen und in die Knochenhaut (Frakturhämatom). Nicht selten resultiert nach abgelaufenen Frakturen auch eine fehlerhafte Statik im Stütz- und Bewegungsapparat. Hiervon ist häufig die Übergangszone der Brustwirbelsäule zur Lendenwirbelsäule mit einer Knickbildung der Achse betroffen. Sobald jedoch die Wirbelsäule eine derartige Gibbusbildung aufweist, folgen weitere Degenerationen zwangsläufig. Betroffen von einem Achsenknick der Wirbelsäule sind primär die druckabsorbierenden sind primär Bandscheiben, die aufgrund einseitiger Überbelastungen häufig mit operationswürdigen Bandscheibenvorfällen reagieren.

Das Auftreten der Knochenbrüche in der klinischen Phase der Osteoporose erfolgt nach einem inhomogenen Verteilungsmuster:
- Der Osteoporosetyp I weist speziell Frakturen der Brust- und Lendenwirbelsäule bei Frauen jenseits des 60. Lebensjahres auf.
- Der Osteoporosetyp II tritt später speziell mit der handgelenksnahen Unterarmfraktur und der Schenkelhalsfraktur in Erscheinung.

> Wirbel- und Schenkelhalsfrakturen sind die typischen Verletzungsarten der manifesten klinischen Osteoporose.

2.2
Sturzrisiko bei Osteoporose

Trainierte und untrainierte Menschen zeigen ein unterschiedliches Sturzverhalten. Während der Bewegliche auf das äußere Störereignis mit Ausweichmanöver reagieren kann, wird der Untrainierte überfallartig getroffen, er fällt oft wie ein „geschlagener Baum" zur Seite oder nach hinten. Die elastische und kräftige Beinmuskulatur des sportlich Geübten kann reflexartig auf einen Unfallvorgang antworten und durch korrigierende Ausgleichbewegungen dem Sturz begegnen. In jedem Falle bewirken die Bewegungskorrekturen einen Sturz nach vorn, so daß Arme und Hände abstützend parieren können.

Der Trainingszustand des Einzelnen und nicht das Alter beeinflussen Häufigkeit der Stürze und Schwere der Sturzfolgen. In einem guten Trainingszustand kann ein 60jähriger in seinem Leistungsvermögen durchaus einem 40jährigen gleichgesetzt werden.

> Ein permanentes Elastizitäts- und Ausdauertraining erhalten Leistungsfähigkeit und Gesundheit bis ins hohe Alter. Ein 40jähriger kann 20 Jahre 40 – ein 60jähriger 20 Jahre 60 bleiben.

Leistung und Gesundheit beeinflussen direkt Sturzverhalten und dessen Folgen.

Weil ein Untrainierter in der Regel nach hinten oder zur Seite stürzt, besteht ein hohes Verletzungsrisiko für Wirbelsäule und für die prominenten Hüftgelenke. Zum einen vollziehen sich die Verletzungsvorgänge außerhalb der Blickkontrolle, so daß koordinierte Ausweichbewegungen nicht zur Wirkung kommen können, und zum anderen kann die äußere Kraft unvorbereitet wichtige Gelenke der Wirbelsäule und der unteren Extremitäten treffen.

Im Gegensatz hierzu fällt der Trainierte nach vorn, er hat die Fallrichtung im Auge, korrigierende Gegenmaßnahmen können zielgerichtet umgesetzt werden. Die Chirurgie spricht von Parierunfällen, wenn Unterarmschaftbrüche die Folge sind.

> Der Untrainierte ist im Gegensatz zum Trainierten einem großen Sturzrisiko ausgesetzt.

Unfälle können interne und externe Gründe haben. Viele Stürze könnten bereits vermieden werden, wenn äußere Störfaktoren ausgeräumt werden:
- Falsches Schuhwerk, verminderte Haftung der Sohle auf der Unterlage, eingeengter Vorfuß in spitzen Schuhen mit hohen Absätzen, ungenügende seitliche Stabilisation und Führung des Fersenbeines
- Erhöhte Rutschgefahr bei Nässe und Schnee durch fehlende Profilsohle
- Unebenes Gelände mit schlecht beleuchteten Passagen und Treppen
- Bodenhindernisse in der Wohnung
- Lange und schnelle Passagen bergab und treppab
- Schlecht beleuchtete Wohnung, Flur, Garten etc.
- Pflichterfüllung unter Zeitnot
- Falsches Tragen schwerer Lasten
- Sportarten mit hohem Sturzrisiko, wie alpiner Skilauf, Sprunggymnastik, Ballsportarten mit Wettkampfcharakter etc.

Externe Sturzfaktoren können durch Aufmerksamkeit, Kontrolle und Bedachtsamkeit ausgeräumt werden. Die internen Sturzfaktoren sind wesentlich abhängig vom Trainingszustand des Menschen, eine gute Einflußnahme ist durch ein permanentes Elastizitäts-, Kraft- und Ausdauertraining möglich.

> Der allgemeine Elastizitätsverlust stellt das Sturzrisiko Nr. 1 bei Osteoporose dar.

Die Bewegungsamplitude großer Gelenke wird einmal durch die korrespondierenden Knorpel- und Gelenkflächen bestimmt, zum anderen nehmen aber die regionalen Muskel-Sehnen-Gruppen einen wesentlichen Einfluß auf die elastische Beweglichkeit. Kommt es durch einseitige Belastung zu einer spannungsgeladenen Verkürzung des Muskels und dessen kraftübertragender Sehne, so kann durch die reduzierte Dehnbarkeit die Bewegung des Gelenkes nur noch mangelhaft ausgeführt werden, weil die Spannungsverkürzung nicht ohne weiteres überwunden werden kann.

Auflagefläche und Position des Fußes bestimmen den Reibungswiderstand auf der Unterlage und somit jeden Sturzablauf. Bei einer chronischen Achillessehnenverkürzung, wie in unseren Breiten üblich, ist die Stabilisation am Boden vermindert. Unterhalten wird sie durch eine Schuhzurichtung, bei der die Auflagefläche verringert ist, gleichzeitig ist der Vorfuß in seiner muskulären Steuerung im spitzen Vorschuh behindert.

Jede chronisch verkürzte Achillessehne engt das geordnete Abrollen des Fußes beim Gehen ein, und das Sturzrisiko nimmt zu.

Neben der chronischen Spitzfußstellung im hochhackigen Schuh führt auch eine hohe Beanspruchung beim Ausdauertraining zu einer Schrumpfung der Wadenmuskulatur und der Achillessehne. Eine verbesserte Laufleistung wird, sofern der Ausgleich fehlt, häufig mit der spannungsgeladenen Verkürzung in wichtigen Beinmuskeln erkauft. Die trainingsinduzierte Verkürzung steuernder Muskel-Sehnen-Gruppen führt zu Sauerstoffmangel, und in der Folge kann es zu Funktionsstörungen in Form von Muskelzerrungen, Muskelrissen oder einer operationswürdigen Sehnenruptur kommen. Die ursächliche Therapie besteht in der wiederholten und gezielten Dehnung, weil hierdurch die Verkürzung problemlos ausgeglichen werden kann und damit Sauerstoff und Energie den Muskeln und Sehnenzellen wieder ausreichend zur Verfügung gestellt werden können.

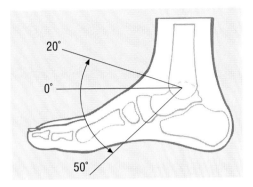

Abbildung 24: Maximaler Bewegungsumfang des Fußes im oberen Sprunggelenk beim Heben und Senken.

Eine Spitzfußstellung stellt in jedem Falle ein erhebliches Unfallrisiko dar, denn Ausweichbewegungen im Bereich des oberen Sprunggelenkes können meist nur noch in einer Richtung ausgeführt werden. In der Spitzfußposition ist das Absenken zum Boden nur noch um wenige Winkelgrade möglich, und das Heben des Fußes über die Neutral-Null-Position wird vielfach von der verkürzten Achillessehne nicht mehr zugelassen. Zur Kompensation eines Sturzvorganges ist es aber wichtig, daß der Fuß aus der Neutral-Null-Position möglichst über 20 Grad angehoben und bei der Senkung um 40 bis 50 Grad zum Boden geführt werden kann. Eine elastische Achillessehne ermöglicht den vollen Bewegungsumfang des Fußes im oberen Sprunggelenk von maximal 70 bis 80 Grad. Jede Achillessehnenverkürzung fixiert die Spitzfußposition und behindert notwendige Ausweichbewegungen im oberen Sprunggelenk und die optimale Verweildauer des Fußes am Boden (Abb. 24).

In der modernen Sportmedizin werden Muskel-Sehnen-Verläufe nicht isoliert betrachtet, komplexe Bewegungsabläufe werden über Muskelschlingen geführt, und am Unterschenkel setzt sich die Beugeschlinge der Wadenmuskulatur und der Achillessehne direkt in die Fußsohle fort, so daß jede Verkürzungswirkung der Hackensehne auch die Fußsohlenfaszie und die Beugesehnen der Zehen mit einbeziehen muß. Die chronische Spitzfußstellung als Folge der Achillessehnenverkürzung ist somit vielfach mit einer Krallenposition der Zehen II bis V, als Folge einer isolierten Beugesehnenschrumpfung, kombiniert. Parallel besteht nicht selten eine Seitabweichung der Großzehe (Hallux-valgus-Bildung), wobei die Winkelstellung der Großzehe durch eine isolierte Verkürzung der langen Großzehenstrecksehne (M. extensor hallucis longus) mit unterhalten wird (Abb. 25).

> Erhöhtes Unfallrisiko besteht bei allen Achillessehnenverkürzungen, Krallenzehenbildungen und Fehlpositionen der Großzehe (Hallux valgus).

Funktionsstörungen der Kniegelenke werden im wesentlichen durch degenerative Knorpel- und Gelenkveränderungen geprägt. An erster Stelle müssen unterschiedliche Verschleißerscheinungen des Innenmeniskus genannt werden. Die bevorzugte Schädigung des medialen Meniskus hängt mit seiner anatomischen Position zusammen, einmal ist es die Hauptbelastungslinie des Körpers, die in der Regel in Höhe des inneren Gelenkspaltes verläuft, und zum anderen sorgt die starke Anheftung der

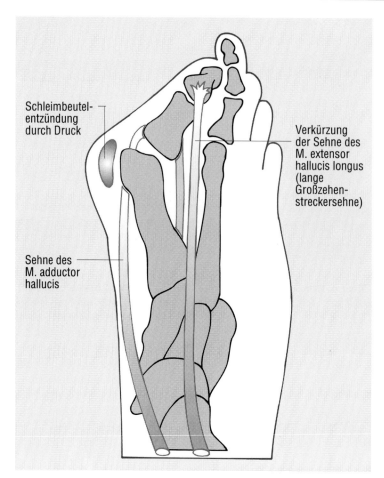

Abbildung 25:
Vorfußverformung durch modisches Schuhwerk mit knöcherner Fehlposition der Großzehe und Verkürzung der langen Großzehenstrecksehne. Diese Hallux-valgus-Bildung wird häufig begleitet von einer Schleimbeutelentzündung durch den Druck des verformenden Schuhes.

Knorpelscheibe an Innenband und Gelenkkapsel dafür, daß nur eine unvollständige Verlagerung beim Beugevorgang in den rückwärtigen Kniegelenksraum erfolgt.

Das Gangbild des Menschen wird entscheidend von der Leistungsfähigkeit der Hüftgelenke geprägt. Die Hüftgelenke, dabei speziell die regionalen Muskelgruppen, leiden unter der ständigen 90 Grad-Position beim Sitzen. Bei langer Sitzarbeit schrumpfen die beugeseitigen Hüftmuskeln, der zweigelenkige gerade Schenkelmuskel (M. rectus femoris) und der zweiköpfige Hüft-Lenden-Muskel (M. ileopsoas) (Abb. 26).

Sind aber die Hüftbeugemuskeln durch ständiges Sitzen verkürzt, so schränken sie Beweglichkeit und Leistung der Hüftgelenke ein. Jeder Unfallvorgang erfordert vor allem von den Hüftgelenken schnelle Gegenreaktionen, notwendige Ausweichmanöver setzen aber eine ausreichende Elastizität der regionalen Muskelgruppen voraus. Parallel zu einer Streckbehinderung der Hüftbeugemuskeln besteht vielfach eine Verkürzung der Kniebeugemuskulatur (ischiocrurale Muskulatur). Beide Muskelgruppen bestimmen die Schrittlänge des Menschen. Ältere Menschen haben vielfach nur noch eine Schrittlänge von 20 cm, bedingt durch den komplexen Elastizitätsverlust steuernder Muskel-Sehnen-Gruppen an den unteren Extremitäten, es bleibt also z. B. nicht genügend Zeit, für das Überqueren einer Kreuzung in der grünen Ampelphase. Die Folge ist Streß mit

Abbildung 26: Bei längerem Sitzen werden die Hüftgelenke permanent in 90 Grad-Position gehalten mit Schrumpfung der Hüftbeugemuskulatur (M. iliopsoas und M. rectus femoris). Im Stehen führen die verkürzten Hüftbeugemuskeln zu einer Hohlkreuzstellung der unteren Wirbelsäule.

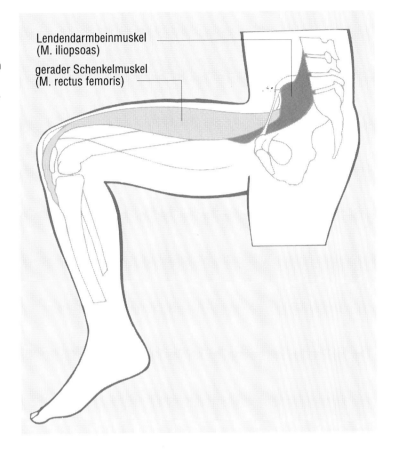

Leistungsverlust und einem erhöhten Unfallrisiko (Abb. 27).

> Unfallrisiko Nr. 2 bei Osteoporose: Abgeschwächte Bein- und Rumpfmuskulatur.

> Die Verringerung der Schrittlänge als Folge des Elastizitätsverlustes stellt im Alter ein wesentliches Unfallrisiko dar.

Werden durch zu geringe Aktivität große Muskelgruppen des Rückens, des Beckens und der Beine geschwächt, so besteht ein deutlich erhöhtes Unfallrisiko. Speziell eine kräftige Beinmuskulatur sorgt dafür, daß gezielt und schnell auf unterschiedliche äußere Kraftformen reagiert werden kann, und durch die koordinierte Ausweichbewegung der Gelenke kann auf einfache Art der Stolpervorgang pariert werden.

Fehlendes Training geht mit einem Verlust des Koordinationsvermögens einher, das durch das geordnete Zusammenspiel unterschiedlicher Muskel-Sehnen-Gruppen gekennzeichnet ist. Die koordinativen Fähigkeiten sind in den neuroarthromuskulären Funktionskreis eingebunden. Nur durch wiederholtes Üben und Trainieren ist es möglich, daß die zentral geschalteten Nervenimpulse chronologisch auf peripheren Nervenbahnen zu den Muskeln, Sehnen und Gelenken als Ausführungsorganen gelangen. Jede Störung im neuroarthromuskulären Zusammenspiel geht mit Lei-

erhöhen. Nicht selten sind es auch Medikamente, die zum Auftreten von Schwindel und Unwohlsein führen und hierdurch zur Unfallentstehung beitragen können.

> Unfallrisiko Nr. 4 bei Osteoporose: Schwindelanfälle bei Herz- Kreislauf-Erkrankungen.

Sturzursachen bei Osteoporose

Interne Faktoren
- Allgemeiner Elastizitätsverlust mit Reduzierung der Bewegungsamplitude der Gelenke
- Kraftverlust der Bein-, Becken- und Rückenmuskulatur und eingeschränkte Stabilität beim Stehen, Gehen, sowie beim Heben und Tragen von Lasten
- Eingeschränktes Koordinationsvermögen durch vermindertes Bewegungstraining
- Schwindelanfälle durch Herz-Kreislauf-Erkrankungen bei einem verminderten Ausdauerleistungsvermögen

Externe Faktoren
- Ungeeignetes Schuhwerk
- Nässe, Schnee
- Unebenes Gelände, Berg- und Treppabbewegung, schlecht beleuchtete Wege, Bodenhindernisse
- Falsches Tragen von Lasten
- Zeitnot
- Sportarten mit hohem Sturzrisiko

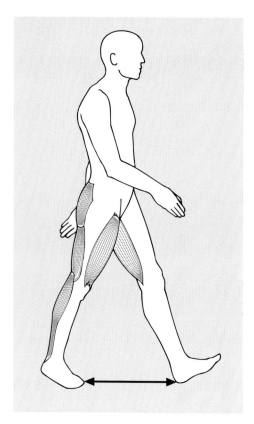

Abbildung 27: Die Flexibilität großer Muskelgruppen an der Streck- und Beugeseite der Beine bestimmt die Schrittlänge des Menschen.

stungs- und Bewegungsverlust einher und führt zu einer Erhöhung des Unfallrisikos.

> Unfallrisiko Nr. 3 bei Osteoporose: Eingeschränktes Koordinationsvermögen.

Aktivitätsverlust großer Muskelgruppen bedingt gleichzeitig eine Leistungsminderung im Herz-Kreislauf-System, dabei ist die Behinderung der Windkesselfunktion großer Arterien als Folge arteriosklerotischer Veränderungen von Bedeutung (s. Abschn. 1.4). Die Arterienverkalkung ist mit Bluthochdruck gekoppelt, und dieser wiederum führt zu Schwindelanfällen, die das Sturzrisiko bei Osteoporose erheblich

2.3
Verletzungen bei Osteoporose

Wenn der Knochen bei der Osteoporose seine stützende Substanz verliert, so leiden unter dem allgemeinen Festigkeitsverlust die mechanischen Funktionen des Stütz- und Bewegungsapparates. Fast ein Drittel aller Menschen über 80 erleidet als Folge

2.3 Verletzungen bei Osteoporose

des Knochenschwundes eine Fraktur, wobei die Intensität des Verlustes an Mineralstoffen darüber entscheidet, ob bereits Belastungen des täglichen Lebens in der Lage sind, sogenannte Spontanfrakturen entstehen zu lassen. Besonders häufig sind diese formverändernden Prozesse im Bereich der Wirbelsäule, wobei das Ausmaß der Rückenverformung bei der chronischen Brustbeinbelastungshaltung darüber entscheidet, wann es zur Vorderkantenverformung der Wirbelkörper, speziell in der Übergangszone der Brustwirbelsäule zur Lendenwirbelsäule kommt. Die Intensität der keilförmigen Verformung der Wirbelkörper und die Anzahl der Spontanfrakturen bestimmen die Ausprägung des auftretenden „Witwenbuckels" (Abb. 28).

Jede vermehrte Rundrückenbildung der Wirbelsäule als Folge der Osteoporose führt sekundär zu einer Überbelastung der Halswirbelsäule in den hinteren Gelenkanteilen der Wirbelkörper, weil alle Verrichtungen des täglichen Lebens einen veränderten Einstellungswinkel der Augen erfordern und der Kopf in der Halswirbelsäule überstreckt werden muß. Die keilförmige Verformung trifft das mittlere und untere Drittel der Brustwirbelsäule, weil in dieser Zone die höchsten Biegungskräfte bei Rumpfbeuge nach vorn entstehen.

Spontanfrakturen der Brustwirbelsäule bei Osteoporose sind auf drei Hauptursachen zurückzuführen:

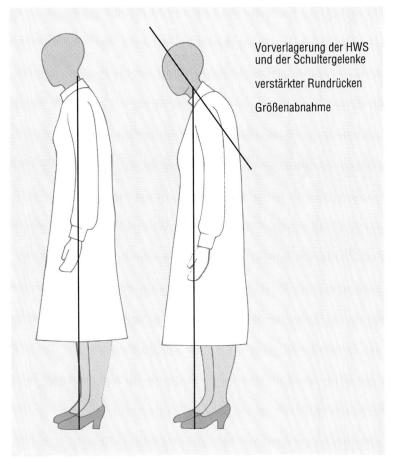

Abbildung 28: Der „Witwenbuckel" als verspäteter Ausdruck der chronischen Brustbeinbelastungshaltung mit Vorverlagerung der Schultergelenke und der lotrechten Schwerpunktlinie des Körpers.

Vorverlagerung der HWS und der Schultergelenke

verstärkter Rundrücken

Größenabnahme

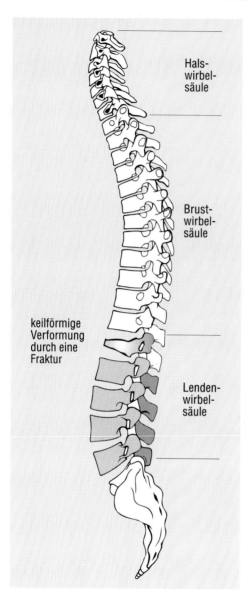

Abbildung 29: Keilförmige Verformung des 1. Lendenwirbelkörpers, der bevorzugt beim Sturz auf den Rücken verletzt wird, und sekundäre Verstärkung der Rundrückenbildung.

- Festigkeitsverlust der Wirbelkörper durch Knochenmasseschwund
- Häufiges Sitzen in der Brustbeinbelastungshaltung
- Inaktivitätsatrophie mit Leistungsverlust der Rückenmuskulatur.

Die **Spontanfraktur der Wirbelsäule** unterscheidet sich in der Lokalisation von der Fraktur nach einem adäquaten Trauma, denn bei einem Sturz nach hinten können die äußeren Kräfte leicht die untere Wirbelsäule treffen. Das Becken ist durch die Gesäßmuskulatur geschützt, dagegen können Druck- und Scherkräfte den Rücken dann leicht verletzen, wenn die stabilisierende Rückenmuskulatur nur schwach ausgebildet ist. Prädisponiert für äußere Krafteinwirkungen ist der erste Lendenwirbelkörper. Das Ausmaß der späteren keilförmigen Verformung mit Absenkung der Vorderkante entscheidet über die traumatische Rundrückenbildung (Gibbusbildung) (Abb. 29).

In vereinzelten Fällen kommt es bei Wirbelfrakturen auch zu traumatischen Schäden benachbarter Zwischenwirbelräume mit Zerreißungen des äußeren Faserringes der Bandscheiben. In der Folge kann dann ein traumatisch bedingter Bandscheibenvorfall auftreten. Kommt es als Resultat dieser Bandscheibenvorwölbung zu einer Kompression der benachbarten Nervenwurzel, so sind operative Eingriffe durch einen Neurochirurgen kaum zu vermeiden (Abb. 30).

Eine operative Intervention bei einem Bandscheibenvorfall steht in den Fällen dringend an, wo konservative Maßnahmen versagen und eine Druckentlastung der Nervenwurzel durch den vorgewölbten Bandscheibenteil notwendig ist, um Nervenläsionen zu vermeiden.

> Spontanfrakturen treffen die Brustwirbelsäule, Sturzfrakturen treffen bevorzugt den ersten Lendenwirbelkörper.

2.3 Verletzungen bei Osteoporose

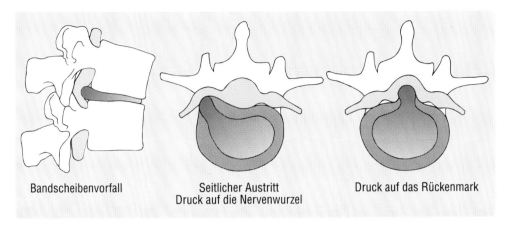

Abbildung 30: Unterschiedliche Formen des Bandscheibenvorfalles, der in der Regel durch falsche Rückenbelastung (schlechte Sitzhaltung, falsche Hebetechnik) entsteht. Der traumatische bedingte Bandscheibenvorfall ist die Ausnahme.

Traumatische Wirbelsäulenfrakturen kommen am häufigsten zwischen dem 50. und 55. Lebensjahr vor, dagegen beginnt die Häufigkeitskurve der **Schenkelhalsfrakturen** mit dem 45. und 50. Lebensjahr und steigt bis zum 70. Lebensjahrzehnt steil an. Noch vor wenigen Jahrzehnten starben 80% der Patienten an den Folgen einer Schenkelhalsfraktur. Die konservativen Behandlungsmaßnahmen wurden durch einen Gewichtszug am Oberschenkel vorgenommen, und die so entstandene strenge Bettruhe endete nicht selten mit einer Lungenentzündung, Thrombose, Embolie oder einem allgemeinen Herz-Kreislauf-Versagen. Dank moderner Operationstechniken sind diese Zeiten vorbei. Die Schenkelhalsfraktur wird heute operativ behandelt, so daß die 80%ige Mortalitätsquote für das erste Unfalljahr auf 4 bis 8% gesenkt werden konnte.

Der Frakturverlauf im Schenkelhals bestimmt das operative Vorgehen. Die mediale Schenkelhalsfraktur wird in der Regel mit einer totalen Endoprothese versorgt, dem prothetischen Einsatz des Hüftkopfes und der Gelenkpfanne. Bei dieser Operationstechnik können Probleme dann entstehen, wenn die Osteoporose weit fortgeschritten ist und das Fremdmaterial im Becken und im Schaftanteil des Oberschenkelknochens nicht ausreichend Halt finden kann.

Bei der lateralen (äußeren) Schenkelhalsfraktur kann der Bruch durch eine Winkelplatte stabilisiert werden, denn das Fremdmaterial findet in beiden Fragmenten (Kopf- und Schaftanteil) ausreichend Halt (Abb. 31).

Schenkelhalsfrakturen treten bevorzugt bei Frauen auf, dafür sind drei Gründe verantwortlich.
- Hohe Osteoporoserate
- Beim Sturz zur Seite große Angriffsfläche äußerer Kraftformen auf das breitere weibliche Becken
- Häufig schlechte Bodenhaftung des Fußes durch falsches Schuhwerk und verkürzte Wadenmuskulatur.

Der **handgelenksnahe Speichenbruch** tritt besonders häufig zwischen dem 45. und 65. Lebensjahr auf. Beim Sturz nach vorn wird die Hand im Handgelenk überstreckt und das körperferne Bruchfragment wird durch den Aufschlag auf den Boden zur Streckseite verschoben. Die einfache Speichenfraktur wird noch heute bevorzugt konservativ behandelt. Mit und ohne Reposition ist eine Ruhigstellung im

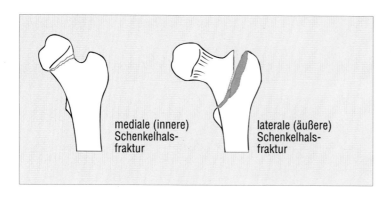

Abbildung 31: Darstellung typischer Frakturverlaufszonen am Schenkelhals.

mediale (innere) Schenkelhalsfraktur

laterale (äußere) Schenkelhalsfraktur

Gipsverband für maximal 6 Wochen erforderlich.

Kommt es als Folge des Unfalles beim Speichenbruch zu mehreren Fragmenten im körperfernen Bruchanteil, so müssen in der Regel auf operativem Wege die Reposition und die anschließende Fixation mit Platten oder Schrauben vorgenommen werden, wenn man eine spätere Inkongruenz und posttraumatische Arthrosen im Handgelenk vermeiden will.

Eine Hauptkomplikation der Speichenfraktur stellt nach wie vor die Sudeck-Atrophie dar. Für deren Entstehung sind verantwortlich:
- Lange und intensive Schmerzphase
- Weichteilkompressionen durch engen Gipsverband
- Vegetative Fehlregulationen mit besonderer Wirkung des Sympatikusnerven.

Ähnlich wie bei der Osteoporose steht bei der Sudeck-Knochenatrophie ein sekundärer Knochenabbau im Vordergrund, allerdings auf regionaler Ebene und kombiniert mit starken Schmerzen. Die Anhäufung von Kalziumphosphat und Kaliumionen bewirkt eine Störung in der Durchlässigkeit der Blutgefäße (Permeabilitätsstörungen), die für die starke Schwellung und Ödembildung der Extremität verantwortlich ist. Gelingt es in der Anfangsphase nicht, Schwellungen, Blutumlaufstörungen und Schmerzen schnell zu beseitigen, so sind spätere Greifbehinderungen der Hand, mit Einschränkung des Spitz- und Grobgriffes, nicht selten. Häufig verbleiben bei verheilten Speichenfrakturen Bewegungsstörungen im Handgelenk. Können jedoch die Finger frei bewegt und insbesondere voll zur Faust geschlossen werden, so läßt sich die Bewegungseinschränkung im Handgelenk gut kompensieren.

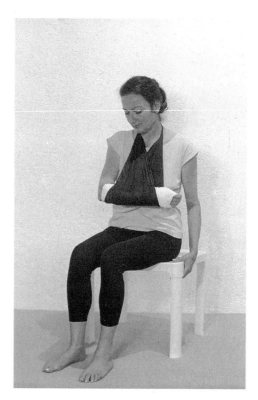

Abbildung 32 a: Verkürzung der beugeseitigen Schultermuskulatur, speziell im Bizeps- und Brustmuskelverlauf, durch Tragen eines Gipsverbandes.

2.3 Verletzungen bei Osteoporose

Bewirken Speichenfrakturen starke Fragmentverschiebungen und das Auftreten massiver Hämatome, so kann es im Ausnahmefall zur Entwicklung eines traumatischen Karpaltunnelsyndroms kommen. Will man eine bleibende Druckschädigung des Mittelhandnerven vermeiden, so ist in diesem Falle die operative Entlastung durch Spaltung des beugeseitigen Handgelenkbandes (Retinaculum flexorum) anzustreben.

Eine Crux stellt sich häufig bei langer Gipsruhigstellung des Unterarmes im Schultergelenk ein. Nicht selten verbleiben nachhaltige Funktionsstörungen im benachbarten Schultergelenk bei einer Speichenfraktur, obwohl der Bruch in guter Funktionsstellung verheilt ist. Die Ursache liegt in der einseitigen Überbelastung der beugeseitigen Schultermuskeln (Brust- und Bizepsmuskel), da diese Muskelgruppe über 4 bis 6 Wochen eine zusätzliche Last in Form des Gipsgewichtes zu tragen und zu bewegen hatte. Liegt bei Eintritt des Unfalls die typische Brustbeinbelastungshaltung vor, die stets mit einer Verkürzung der beugeseitigen Muskelgruppen vergesellschaftet ist, so muß eine zusätzliche Last am Unterarm zu einer weiteren Verkürzung der bereits vorgeschädigten Beugemuskeln am Schultergelenk führen.

Wegen der möglichen Folgeschäden im Schultergelenk ist das Tragen des Gipsverbandes in einem Armtuch verpönt, aber auch nur einfache Bewegungsübungen im Schultergelenk bei liegendem Gipsverband am Unterarm und der Verzicht auf ein Armtragetuch können häufig Spätschäden

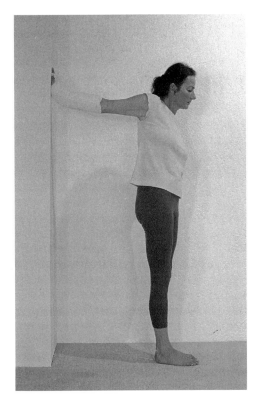

Abbildung 32 b: Dehnung der beugeseitigen Schultermuskulatur im Bizepsverlauf mit Gipsverband.

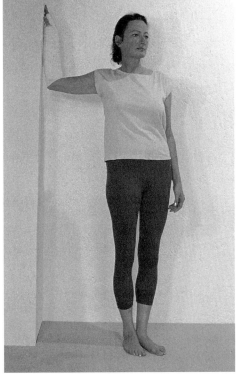

Abbildung 32 c: Dehnung der beugeseitigen Schultermuskulatur im Brustmuskelverlauf mit Gipsverband.

an der Beugeseite des Schultergelenkes nicht verhindern. Wird jedoch ein gezieltes Elastizitätstraining an der Beugeseite des entsprechenden Schultergelenkes im Verlauf der Bizeps- und Brustmuskulatur durchgeführt, so können die Leistungsverkürzung und schmerzhafte Einsteifungen des Gelenkes vermieden werden (Abb. 32).

Im Vergleich zur handgelenksnahen Unterarmfraktur sind **Oberarmbrüche** seltener. Während Frauen beim Sturz auf die Seite durch den breiteren Beckenabstand bevorzugt am Schenkelhals verletzt werden, sind Männer durch breiteren Schulterabstand häufiger im Bereich des Oberarmkopfes betroffen.

Trotz fortgeschrittener Operationstechniken wird die Oberarmkopffraktur auch heute bei geringer Fragmentverschiebung konservativ behandelt. Nach relativ kurzzeitiger Ruhigstellung erfolgt die Frühmobilisation. Bei diesem Gelenk können umschriebene Fehlstellungen durchaus in Kauf genommen werden, ohne daß hierdurch wesentliche Funktionsstörungen zu erwarten wären. Auch bei einer Teilversteifung des Armes im Schultergelenk können mit der erhaltenen Beweglichkeit im Ellbogen- und Handgelenk die wichtigsten Verrichtungen des täglichen Lebens ausreichend vollzogen werden. Auf die Überkopfbewegung der Arme in den Schultergelenken ist man nur selten angewiesen, so daß beim Verlust dieser Funktion wesentliche Einbußen im täglichen Leben nicht in Kauf genommen werden müssen.

Sind als Folge einer Osteoporose Frakturen im Bereich der Wirbelsäule, der oberen und unteren Extremitäten verheilt, so kommt dem Anschlußtraining eine erhebliche Bedeutung zu. Zur Verbesserung und Wiederherstellung der Beweglichkeit der verletzten und der benachbarten Gelenke ist zunächst ein gezieltes Elastizitätstraining nach der Intensivstretchingmethode (s. Abschn. 3.2.2) anzustreben. Nach entsprechender Bewegungsverbesserung ist der stufenweise Muskelaufbau sinnvoll, wobei dieses Vorgehen speziell nach abgelaufenen Wirbelsäulen- und Schenkelhalsfrakturen von größter Bedeutung ist (s. Abschn. 3.3). Hat sich die Beweglichkeit in der Wirbelsäule und in den Hüftgelenken nach abgelaufenen Frakturen so weit stabilisiert, daß der Patient selbständig die täglichen Verrichtungen des Lebens erfüllen kann, muß der Vermittlung eines häuslichen Ausdauertrainings Vorrang eingeräumt werden. Insbesondere bietet sich für alle Patienten mit totalen Endoprothese die schriftliche Erarbeitung eines Trainingsplans an, damit permanent an der Leistungsverbesserung, besonders der unteren Extremitäten, gearbeitet werden kann. Ein tägliches häusliches Training von 30 Minuten Dauer auf einem Ergometer, einem Minitrampolin oder Stepper versetzt den Patienten in die Lage, eigenständig auf optimalem Niveau an seiner Leistungsfähigkeit und Gesundheit bis ins hohe Alter arbeiten zu können (s. Abschn. 3.4).

3
Vorbeugetraining – primäre Prävention

3.1
Rückenschonende Sitz- und Arbeitsgestaltung

Die Wirbelsäule ist im Laufe des Lebens erheblichen Druck- und Biegungskräften ausgesetzt. Dabei reagieren zwischen den einzelnen Wirbelkörpern die Bandscheiben wie Teleskopfedern und gleichen die unterschiedlichen Druckstufen aus. Die wechselnde Kompression reguliert die Flüssigkeitsaufnahme und -abgabe des Bandscheibengewebes, die deutliche Druckminderung im Liegen (unter 100 kp) sorgt dafür, daß sich wieder ausreichend Flüssigkeit im Strukturnetz der Bindegewebsfasern ansammeln kann. Im Liegen blähen sich durch Flüssigkeitsaufnahme die Bandscheibenräume auf; dies ist die Ursache einer Größenzunahme des Menschen am Morgen von ca. 2 cm. Sobald der Körper vom Liegen zum aufrechten Stehen wechselt, steigt der Bandscheibendruck auf über 100 kp an, durch diese Drucksteigerung wird eine Flüssigkeitsabgabe mit Höhenverminderung im Bandscheibengewebe eingeleitet. In der senkrechten Position ist

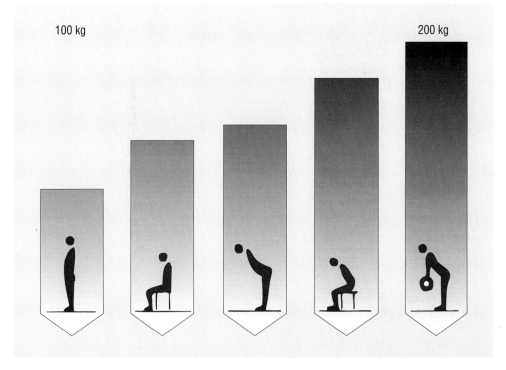

Abbildung 33: Druckbelastung lumbaler Bandscheiben in Abhängigkeit von der Körperhaltung mit und ohne Gewichtsbelastung (modif. nach NACHEMSON 1959).

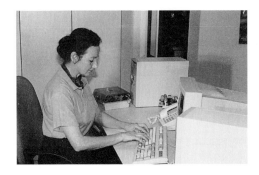
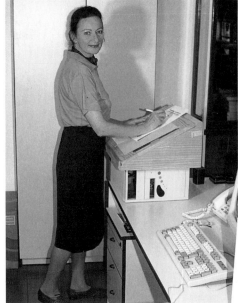

Abbildung 34: Der Bandscheibendruck ist im Sitzen höher als im Stehen. Lange Sitzarbeit sollte durch wiederholte Arbeit im Stehen entlastet werden.

es von entscheidender Bedeutung, in welcher Winkelstellung sich die Gesamtwirbelsäule befindet, so ist es beachtenswert, daß der Bandscheibendruck im Sitzen im Vergleich zum Stehen noch einmal um 20 bis 30 kp höher ist (Abb. 33).

Fehlbelastung durch lange Sitzarbeit kann durch wiederholte Arbeit im Stehen ausgeglichen werden (Abb. 34).

Entscheidend für den Bandscheibendruck ist bei langem Sitzen das Ausmaß der Verbiegung der Wirbelsäule. Bei schlechter Sitzhaltung ist der Druck auf die Bandscheiben ca. 50 kp höher im Vergleich zur aufrechten Sitzposition (Abb. 35).

Bei langer Sitzarbeit sollte möglichst oft und lange eine aufrechte Wirbelsäulenposition eingenommen werden.

In der Sitzhöhengestaltung ist auf die individuelle Unterschenkellänge zu achten. Jeder Arbeitsstuhl hat mindestens eine variable Sitzhöhenverstellung aufzuweisen. Ein Sitzpolster, das zu weich ist, provoziert die ungünstige Verdrehung des Beckens nach hinten, weil die Sitzbeinhöcker auf der Unterlage nicht ausreichend fixiert werden können. Den optimalen Arbeitsstuhl wird es nicht geben, anzustreben sind deshalb ständige Lageveränderungen des Beckens und der Wirbelsäule auf dem Stuhl, man spricht vom dynamischen Sitzen. Jede Gelegenheit zum Aufstehen ist zu nutzen. In diesem Zusammenhang gibt es bereits gute Erfahrungen mit der Verwendung von Sitzbällen, weil sich die Wirbelsäule auf ständige Änderung der Lagepositionen einstellen muß.

Ratsam bei langer Sitzarbeit ist dynamisches Sitzen, d. h. variable Sitzgestaltung und wiederholtes Aufstehen.

3.1 Rückenschonende Sitz- und Arbeitsgestaltung

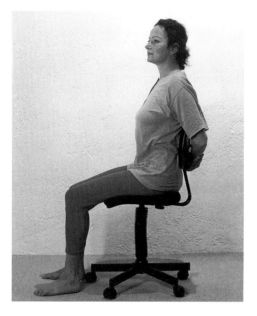
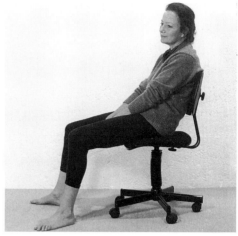

Abbildung 35: In aufrechter Sitzposition ist der Bandscheibendruck wesentlich geringer als mit verstärkter Beugehaltung.

Für die Belastung der Wirbelsäule sind auch die folgenden, durch Abbildungen verdeutlichten Punkte zu beachten:

Bei langem Sitzen können wiederholt die Arme zum Abstützen der Wirbelsäule eingesetzt werden. Beim Aufstehen mit Armunterstützung wird das eine Bein leicht unter die Sitzfläche geschoben, so daß der Rücken gerade angehoben wird (Abb. 36).

Äußerst praktisch ist der sogenannte **Ellbogensitz**, denn auf einfachste Art kann so der Bandscheibendruck ausgeschaltet werden. In Hockposition bei vollem Kontakt beider Füße am Boden stützt man sich mit beiden Ellbogengelenken auf der Sitzfläche ab, und die Wirbelsäule ist regelrecht aufgehängt. Die bandscheibenentlastende Sitzposition kann leicht und wiederholt über 20 Sekunden und länger eingenommen werden. Eine spezielle Stuhlzurichtung ist nicht erforderlich, es ist jedoch günstig, wenn die Sitzfläche für die abstützenden Ellbogengelenke eine weiche Polsterung aufweist (Abb. 37).

Neben dem Ellbogensitz ist die **Stufenlagerung** die Position, in der der Bandscheibendruck am geringsten gehalten werden kann. Erfolgt im üblichen Liegen ein Strek- ken des Hüftgelenkes, so zieht der verkürzte Hüft-Lenden-Muskel (M. ileopsoas) die Wirbelsäule im Sinne einer Lordose nach vorn und erhöht so zwangsläufig den Bandscheibendruck. Bei akuten Rückenbeschwerden sollten Ellbogensitz oder Stufenlagerung sofort eingenommen werden. Eine Stufenlagerung über 30 Minuten läßt im akuten Schmerzfall einen deutlichen Rückgang der Symptome erwarten (Abb. 38).

Die gleichmäßige Belastung des Beckens wird möglichst symmetrisch durch beide Beine vorgenommen. Beim langen Stehen ist eine einseitige Beinbelastung zu vermeiden und gegen das rhythmische Gehen, auch auf der Stelle, auszutauschen. Beim An- und Ausziehen von Hose, Strümpfen und Schuhen empfiehlt sich die Sitzposition mit Heranführen des Beins an die Hände, um den ungünstigen Einbeinstand zu vermeiden.

Beim Heben einer Last ist der Rücken geradezuhalten, die Füße stehen in Hüftbreite parallel, Hüft- und Kniegelenke sind gebeugt und die Last wird möglichst eng am Körper geführt (Abb. 39).

Besonders schädlich für die Wirbelsäule sind intensive Rotationsbewegungen, soge-

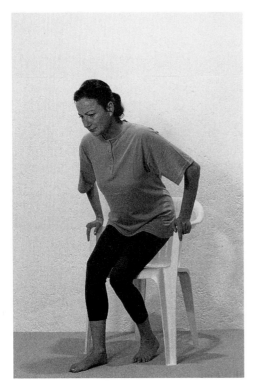

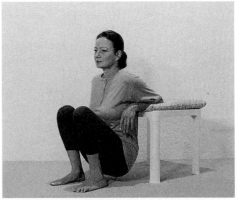

Abbildung 37: Eine extreme Druckentlastung der unteren Bandscheibenräume wird durch den wiederholten Ellbogensitz ermöglicht.

Abbildung 36: Rückenentlastendes Aufstehen mit Arm- und Beinunterstützung.

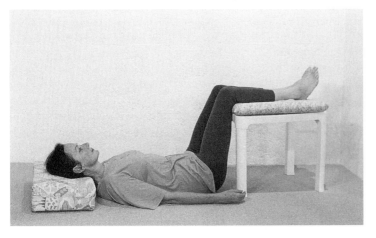

Abbildung 38: Optimale Entlastung aller Bandscheibenräume über die Stufenlagerung mit 90 Grad-Entlastungsposition der Hüftgelenke.

3.1 Rückenschonende Sitz- und Arbeitsgestaltung

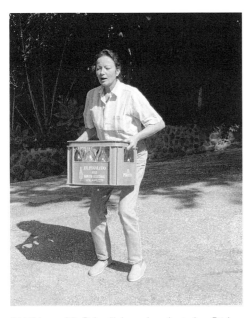

Abbildung 39: Beim Heben einer Last den Rücken gerade halten, die Beine stehen hüftbreit mit gebeugten Kniegelenken, die Last in allen Hebepositionen möglichst eng am Körper führen.

nannte Schneeschaufelbewegungen. Beim Bewegen einer Last zur Seite von einem Positionspunkt zum anderen ist die Wirbelsäule aufrecht und gerade zu halten und die Verlagerung des Gegenstandes durch Beinbewegung anzustreben (Abb. 40).

Bei Hausarbeiten kann der Rücken gerade gehalten werden, und schädliche Rotationsbewegungen können vermieden werden, wenn z. B. beim Führen des Saugrohres beim Staubsaugen nur eine Hand verwendet wird (Abb. 41).

Leichte Koffer können auf langen Reisen besser bewegt werden. Optimal sind Koffer, die auf vier Rollen gezogen werden können. Kofferpacken heißt, verzichten lernen.

Zwei leichte Taschen, die möglichst mit aufrechter Wirbelsäule dicht am Körper getragen werden, sind günstiger als eine schwere.

Das Tragen von Rucksäcken ist nicht nur rückenschonend, sondern hält zugleich Arme und Hände für andere Aktionen frei (Abb. 42).

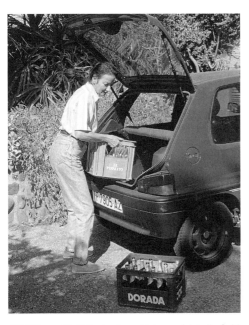 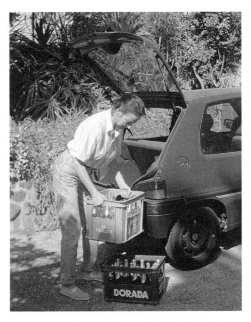

Abbildung 40: Beim Lastverschieben erfolgt die Seitbewegung aus den Beinen und nicht über einen Rotationsschub aus der Wirbelsäule.

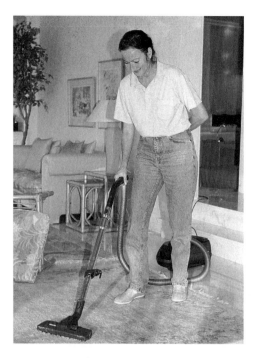

Abbildung 41: Staubsaugen mit aufrechter Wirbelsäule und ohne Rotationsschub durch Einhandtätigkeit.

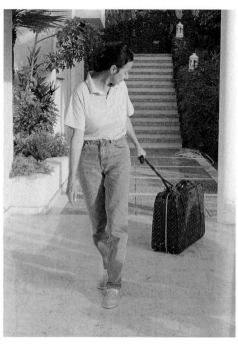

Abbildung 42 a: Ein Koffer auf vier Rädern muß nur selten getragen werden und entlastet den Rücken.

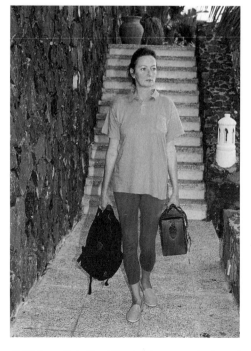

Abbildung 42 b: Zwei Taschen können aufrecht und symmetrisch getragen werden.

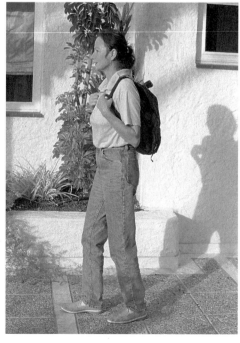

Abbildung 42 c: Ein Rucksack ist nicht nur modern, sondern entlastet die Wirbelsäule.

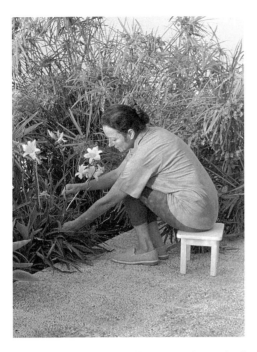 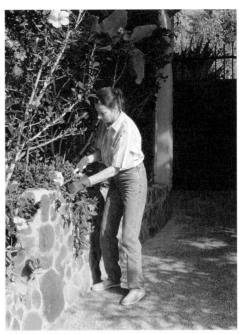

Abbildung 43: Hocker und Hochbeet entlasten den Rücken bei langer Gartenarbeit.

Gartenarbeit ist in der Regel rücken- und kreislaufbelastend, weil viele Arbeiten im Stehen durchgeführt werden müssen. Es kommt zu hohen Bandscheibenbelastungen durch Arbeit im Stehen mit rundem Rücken und gleichzeitigem Blutstau im Kopf. Längere Bodenarbeiten sollten häufiger in Knieposition auf einer gepolsterten Unterlage oder im Sitzen auf einem Hocker verrichtet werden. Arbeitsintensive Flächen im Garten können als Hochbeet genutzt werden. Es entlastet den Rücken durch Vermeidung einer krummen Arbeitshaltung (Abb. 43).

3.2 Elastizitätstraining

Die allgemeine Elastizität nimmt im Laufe des Lebens kontinuierlich ab. Dabei schränkt der allgemeine Elastizitätsverlust einmal den Bewegungsumfang der Gelenke ein und zum anderen führt eine verminderte Elastizität der arteriellen Blutgefäße durch arteriosklerotische Veränderungen zum Bluthochdruck.

Der Elastizitätsverlust der Gelenke auf der einen und der Flexibilitätsverlust der arteriellen Gefäßwände auf der anderen Seite können durch ein gezieltes Dehnungsprogramm nach der Intensivstretchingmethode, kombiniert mit einem permanenten Ausdauertraining, verhindert werden.

Beginnen wollen wir mit dem gezielten Elastizitätstraining der Muskel-Sehnen-Gelenk-Einheit. Der Bewegungsumfang eines Gelenkes wird primär von der Formgebung der korrespondierenden Gelenkflächen be-

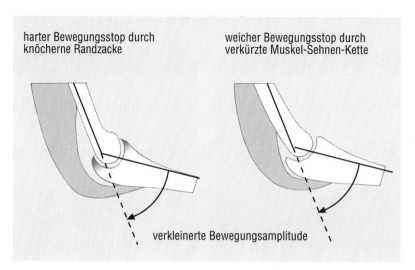

Abbildung 44: Bei der Beweglichkeitsprüfung eines Gelenkes signalisiert der weiche Bewegungsstopp eine verkürzte Muskel-Sehnen-Einheit und der harte Bewegungsstopp eine knöcherne Randzackenbildung der Gelenke.

stimmt. Ausmaß der Gelenkpfanne und die entsprechende Rundung des Gelenkkopfes legen zunächst die Grenzen für die Beuge- und Streckleistung fest. Kommt es nun am Rande dieser Gelenkflächen, als Folge degenerativer Veränderungen, zu Formveränderungen durch Randzackenbildungen, so kann hierdurch die Bewegungsleistung entscheidend behindert werden. Bei der Flexibilitätsprüfung signalisiert ein harter Bewegungsanschlag in diesem Falle den Grenzwert der möglichen Amplitude.

Im Unterschied dazu ist bei verkürzten Muskel-Sehnen-Gruppen bei einem weichen Anschlag der Grenzwert erreicht (Abb. 44).

Beim gezielten Elastizitätstraining in Form von Stretching signalisiert somit der weiche Gelenkstop durch die verkürzte Muskel-Sehnen-Einheit die Grenze der Bewegungseinstellung.

Bei arthrotischen Gelenkveränderungen sollte beim Elastizitätstraining mit äußerster Vorsicht vorgegangen werden, weil eine Aktivierung der Arthrose befürchtet werden muß, wenn wiederholt und intensiv der zuträgliche Bewegungsumfang überschritten und damit die Randzackenzonen gereizt werden.

> Stretching im Alter und bei bestehenden Gelenkarthrosen ist mit äußerster Schonung und Vorsicht vorzunehmen.

Der allgemeine Elastizitätsverlust im Alter ist mit unserem Lebensschicksal verbunden, allerdings können Intensität und Qualität durch ein gezieltes Training wesentlich beeinflußt werden.

> Der vorzeitige Elastizitätsverlust durch einseitige Sitzarbeit mit stereotyper Belastung der Extremitäten und der allgemeine Flexibilitätsverlust im Alter können durch ein optimales Elastizitätstraining verbessert werden.

Einseitiges Belastungstraining und stereotype Bedienungsarbeiten schränken die Elastizität unserer Gelenke entscheidend ein. Ein muskelbepackter Bodybuilder ist oft kaum in der Lage, den antrainierten Muskelwiderstand zur Einnahme von extremen Gelenkstellungen zu überwinden. In der modernen Leichtathletik wird zur Verbesserung der Laufleistungen ein gezieltes Elastizitätstraining durchgeführt, weil hierüber die Schrittlänge vergrößert werden kann. Ein Hürdenläufer kann nur dann die Hürde zeitgewinnend überqueren, wenn vor allem die Kniebeugemuskulatur extrem dehnungsfähig ist; also muß im Training entscheidend an der Elastizität steuernder Muskelgruppen der Beine gearbeitet werden.

Es wurde bereits erwähnt, daß der Muskel und die kraftübertragende Sehne variabel in ihrem Erscheinungsbild sind, wobei die Formgebung nachhaltig von der Muskulatur ausgeht. ECKSTRAND (1981) konnte in der eingangs zitierten schwedischen Studie feststellen, daß Belastungstraining den Bewegungsumfang eines Gelenkes bis zu 13% reduzieren kann. Der gegenteilige Effekt wird durch ein gezieltes Elastizitätstraining erreicht. Durch Stretching kann die Beweglichkeit bis zu 12% wieder verbessert werden, wobei die Dehnungswirkung 90 Minuten anhält.

Bei hoher und einseitiger Belastung sollte die Dehnung deshalb im Zweistunden-Rhythmus erfolgen. Mit wiederholten und gezielten Dehnübungen wird der Druck aus der verkürzten Muskel-Sehnen-Gruppe herausgenommen, was speziell der schlecht durchbluteten Sehne zugute kommt. Durch die kontinuierliche Druckabsenkung wird die Barriere, die sich zwischen der arteriellen Grundversorgung auf der einen und dem Sehnengewebe auf der anderen Seite aufgebaut hat, wieder verringert.

> Spannungsabbau durch Stretching versorgt das Sehnengewebe wieder optimal mit Sauerstoff und Energie – auf ursächlichem Wege werden Elastizität und Geschmeidigkeit zurückgewonnen.

Die Beweglichkeit der Gelenke hat für die Vermeidung von Folgeschäden bei Osteoporose überragende Bedeutung, das gilt insbesondere für die Wirbelsäule und die großen Beingelenke. Zahlreiche Verletzungen der Wirbelsäule und der Hüftgelenke könnten vermieden werden, wenn die tragenden Gelenke über eine optimale Flexibilität verfügen würden. Korrigierende Ausweichbewegungen bei unvorbereiteten Stolpervorgängen können von den Beinen nur bei optimaler Elastizität ausgeführt werden. Die Elastizität regionaler Muskelgruppen der Beingelenke bestimmen dabei Qualität und Schnelligkeit jedes Ausweichmanövers. Das Abrollen des Fußes und dessen ausreichende Verweildauer am Boden sind entscheidend von der Elastizität der Wadenmuskulatur und der Achillessehne abhängig.

> Stretching gezielt und wiederholt eingesetzt, trägt wesentlich zur Reduzierung des Unfallrisikos bei Osteoporose bei.

3.2.1 Flexibilitätstests

Die Beweglichkeit und Elastizität der Gelenke ist meßbar. Bei Trainingsbeginn kann durch Flexibilitätstests zunächst das Maß des Bewegungsverlustes festgestellt werden. Dabei wird die endgradige Gelenkstellung über eine äußerst behutsame Bewegungsfolge eingenommen, wobei der weiche Gelenkstop die Dehnungsgrenze der verkürzten Muskel-Sehnen-Einheit bestimmt. Die einzelnen Flexibilitätstests eignen sich auch vorzüglich dazu, bei kontinuierlichem Training die Verbesserung der Beweglichkeit nachzuweisen.

Im folgenden werden die Flexibilitätstests dargestellt und erläutert:

Flexibilitätstest Nr. 1. Prüfung der Dehnbarkeit der Nackenmuskulatur. Der Kinn-Brustbein-Abstand in cm bei maximaler Beugung des Kopfes bestimmt die Flexibilität der Nackenmuskulatur. Eine sehr gute

Elastizität liegt vor, wenn das Kinn die vordere Brustwand erreicht (Abb. 45).

Flexibilitätstest Nr. 2. Prüfung der Dehnbarkeit der unteren Rückenmuskulatur. In tiefer Entspannungshocke belegen 10 cm Becken-Fersen-Abstand eine gute Flexibilität der unteren Rückenmuskulatur und der Achillessehne (Abb. 46).

Bei verkürzter Rückenmuskulatur und Achillessehne werden beide Fersen angehoben und die Kniegelenke mit großer Innenmeniskusbelastung nach außen rotiert (Abb. 47).

Beim Absenken der Fersen ziehen die verkürzten Rückenmuskeln und Achillessehnen den Körperschwerpunkt nach hinten mit Sturz auf den Rücken (Abb. 48).

Flexibilitätstest Nr. 3. Prüfung der Dehnbarkeit der unteren Rückenmuskulatur und der Kniebeugemuskulatur. Eine gute Flexibilität ist gegeben, wenn bei geradem Oberkörper und gestreckten Kniegelenken die Finger die Zehen erreichen (Abb. 49).

Flexibilitätstest Nr. 4. Prüfung der Dehnbarkeit der Oberschenkelstreckmuskulatur. Im Einbeinstand wird über den Handzug am Fuß das Knie nach hinten gezogen. Bei vollständiger Streckung des Hüftgelenkes ohne Hohlkreuzposition besteht eine gute Dehnbarkeit (Abb. 50).

Flexibilitätstest Nr. 5. Prüfung der Dehnbarkeit der Bizepsmuskulatur. Der gestreckte Arm wird in Schulterhöhe an der Wand abgestützt, die Finger zeigen nach oben und die Gegenschulter wird maximal zur Wand geführt. Die 90 Grad-Winkelposition belegt gute Flexibilität der beugeseitigen Schultermuskulatur im Bizepsbereich (Abb. 51).

Flexibilitätstest Nr. 6. Prüfung der Beweglichkeit der beugeseitigen Schultermuskulatur im Brustmuskelverlauf. Der gestreckte Arm wird in Kopfhöhe an der Wand abgestützt, die Finger weisen 45 Grad nach

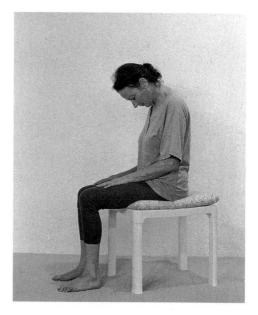

Abbildung 45: Flexibilitätstest Nr. 1, Nackenmuskulatur. Wenn das Kinn die Brustwand erreicht, liegt eine sehr gute Elastizität vor.

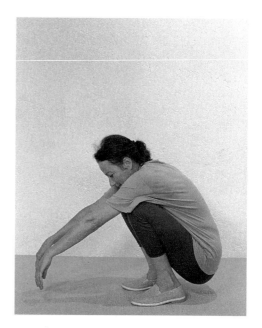

Abbildung 46: Flexibilitätstest Nr. 2, untere Rückenmuskulatur. Ein Becken-Fersenabstand von 10 cm in der tiefen Entspannungshocke weist auf eine gute Elastizität der unteren Rückenmuskulatur und der Achillessehne hin.

3.2 Elastizitätstraining

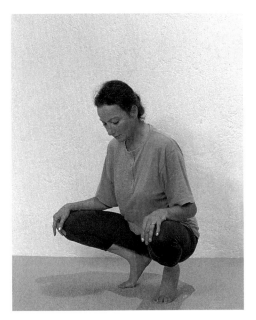

Abbildung 47: Sind die Achillessehnen und die untere Rückenmuskulatur verkürzt, werden die Fersen angehoben und die Kniegelenke nach außen verlagert.

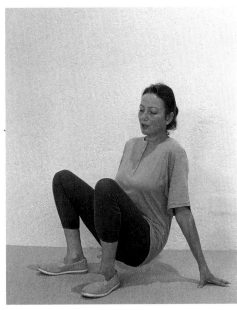

Abbildung 48: Ein Absenken der Fersen hat bei verkürzten Achillessehnen und unteren Rückenmuskeln einen Sturz nach hinten zur Folge.

Abbildung 49: Flexibilitätstest Nr. 3, untere Rückenmuskulatur und Kniebeugemuskulatur. Den geraden Oberkörper nach vorn führen. Bei guter Flexibilität erreichen die Finger bei gestreckten Kniegelenken die Zehen.

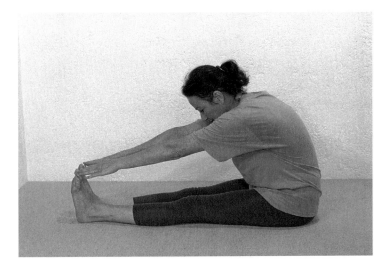

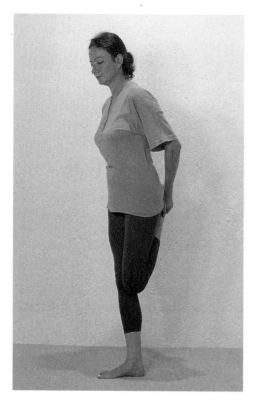 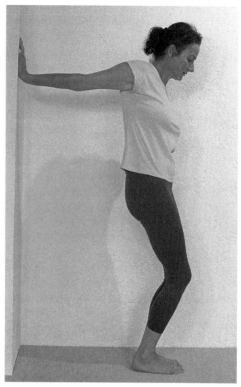

Abbildung 50: Flexibilitätstest Nr. 4, Oberschenkelstreckmuskulatur. Eine vollständige Streckung des Hüftgelenkes ohne Hohlkreuzbildung deutet auf eine gute Elastizität hin.

Abbildung 51: Flexibilitätstest Nr. 5, Bizepsmuskulatur. Wenn Arm und Schultern einen 90 Grad-Winkel bilden können, liegt eine gute Elastizität vor.

hinten, die Gegenschulter wird maximal zur Wand geführt. Die 90 Grad-Winkelposition des Armes zum Rücken zeigt gute Flexibilität der beugeseitigen Schultermuskulatur im Brustmuskelbereich (Abb. 52).

Flexibilitätstest Nr. 7. Prüfung der Dehnbarkeit der Langfingerbeugesehnen. Maximale Überstreckung der Hand im Handgelenk, die Finger weisen nach hinten, die 90 Grad-Winkelposition des Armes zum Handgelenk beweist gute Flexibilität der beugeseitigen Unterarm- und Handmuskulatur (Abb. 53).

Flexibilitätstest Nr. 8. Prüfung der Flexibilität der Unterarmstreckmuskulatur. Die 90 Grad-Beugeposition der Hand im Handgelenk und der Finger in den Grundgelenken über Zug von der Gegenhand beweist gute Flexibilität der Unterarmstreckmuskulatur (Abb. 54).

Jede Muskel-Sehnen-Einheit kann durch Flexibilitätstests auf Elastizität geprüft werden. Die Bilddokumentation berücksichtigt Muskelgruppen, die speziell auf Belastung mit Verkürzung reagieren und in der heutigen Arbeitswelt häufig einseitigen Belastungen unterworfen sind.

3.2.2 Intensivstretchingmethode (ISM)

Turnübungen früherer Jahre waren geprägt von schleudernden und schwungvol-

3.2 Elastizitätstraining

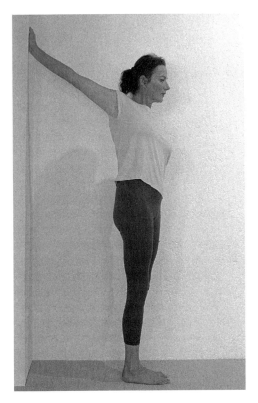

Abbildung 52: Flexibilitätstest Nr. 6, beugeseitige Schultermuskulatur im Brustmuskelverlauf. Der 90 Grad-Winkel zwischen Arm und Rücken spricht für eine gute Elastizität.

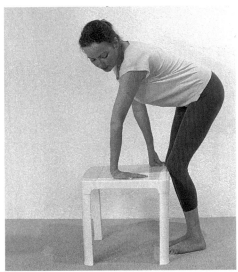

Abbildung 53: Flexibilitätstest Nr. 7, Fingerbeugesehnen. Arm und Hand sollten einen 90 Grad-Winkel bilden.

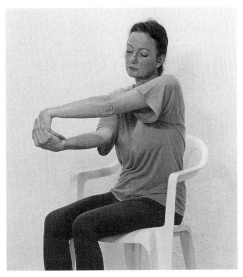

Abbildung 54: Flexibilitätstest Nr. 8, Unterarmstreckmuskulatur. 90 Grad-Winkel zwischen Arm und Hand und zwischen Hand und Fingern zeigen eine gute Elastizität.

len Bewegungen. Diese ballistische Gymnastik war jedoch zugleich mit einem hohen Verletzungsrisiko verbunden. Muskelrisse bei zu schwungvollen Bewegungen entstehen durch Reizung nervöser Muskelspindeln, die reflexartig auf Spannungsänderungen reagieren und mittels Dehnungsreflex eine Muskelkontraktion folgen lassen. Diese induzierte Muskelverkürzung ist der bewußt eingeleiteten Bewegung diametral entgegengerichtet, die Muskel-Sehnen-Gruppe wird somit von zwei Zugkräften förmlich auseinander gerissen. Verfügt sie dabei über eine nur verminderte Elastizität, so sind Rißbildungen bis hin zu Sehnenrupturen oft die Folge.

Dieser muskelverkürzende Dehnungsreflex kann durch eine äußerst langsam erfolgende Bewegung des Muskels umgangen werden, die Muskelkontraktion bleibt dann aus und die neue Gelenkstellung wird ohne Spannung erreicht.

> Stretching ist Elastizitätstraining unter Ausschaltung des Dehnungsreflexes.

Stretching kommt ohne schwungvolle Bewegungen aus, in behutsamer Bewegung wird die angestrebte extreme Gelenkposition eingenommen, so daß eine muskelverkürzende Kontraktion durch Auslösung des Dehnungsreflexes vermieden wird.

Grundformen des Stretching. In der täglichen Praxis haben sich zwei Methoden durchgesetzt:
- **Passiv-statisches Stretching** strebt unter behutsamer Bewegung die extreme Gelenkposition an. Dehnungsverstärkung geschieht durch zusätzlichen Druck von außen auf das Gelenk (äußere Zug- oder Druckkräfte von Partner oder Wanddruck). Die äußerste Dehnungsposition bleibt kurz unterhalb der Schmerzgrenze.
- **Anspannungs-Entspannungs-Stretching** setzt vor das passive Dehnen einen Zeitabschnitt maximaler Spannung durch isometrische Muskelkontraktionen. Unter Nutzung eines zweiten Reflexbogens, der über die Reizung der Sehnenspindel eingeleitet wird, wird eine zusätzliche Entspannung in der Muskulatur vor Einnahme der Dehnungsposition erreicht. Neben den Muskelspindeln finden sich im muskulotendinösen Übergang der Golgi-Organe Spannungsrezeptoren, also keine Dehnungsrezeptoren, die den Muskel vor Verletzungen schützen sollen. Die Reizschwelle dieser Spannungsrezeptoren liegt weit höher als die der Dehnungsrezeptoren. Zur Aktivierung der Sehnenspindel bedarf es also einer maximalen isometrischen Muskelkontraktion. Das

bedeutet, daß man den Muskel anspannt ohne eine Bewegung auszuführen. Die Sehnenspindel schützt den Muskel vor einer höheren Spannung, hieraus wurde die Bezeichnung postisometrische Hemmung abgeleitet.

In der krankengymnastischen Praxis wird die postisometrische Hemmung mit folgender Technik genutzt: Primär erfolgt die Einnahme der extremen Dehnungsposition, in dieser Stellung führt man eine maximale isometrische Anspannung durch. Die weitere Dehnungsverstärkung erfolgt reflektorisch unter Ausnutzung der postisometrischen Hemmung. Durch drei Schritte ist dieses Verfahren gekennzeichnet:
1. extreme Dehnung
2. maximale isometrische Anspannung
3. nochmalige Dehnungsverstärkung.

Reines passives Stretching und das Vorgehen nach der Anspannungs-Entspannungs-Technik sind hervorragend zum Ausgleich muskulärer Verspannungen geeignet. Während beim passiven Vorgehen das reine Elastizitätstraining im Vordergrund steht, wird bei der Anspannungs-Entspannungs-Technik, neben der Verbesserung der Geschmeidigkeit der Gelenke, durch die isometrische Vorspannung auch eine Muskelverstärkung erreicht.

Beide Stretchingtechniken eignen sich optimal zum Ausgleich muskulärer Verspannungen, die durch stereotype Bewegungsabläufe und Arbeitshaltungen entstanden sind.

Der muskuläre Streß wird in kurzer Zeit (Minuten-Pausen) ausgeglichen, die Übungen sind leicht erlernbar und in jeder Arbeitskleidung durchführbar. Bei intensiver Belastung empfiehlt sich die konsequente Umsetzung im Zweistunden-Rhythmus. Die Atmung während der Dehnung sollte leicht und oberflächlich sein, tiefes Aus- und Einatmen und das Anhalten des Atems behindern die optimale Entspannung.

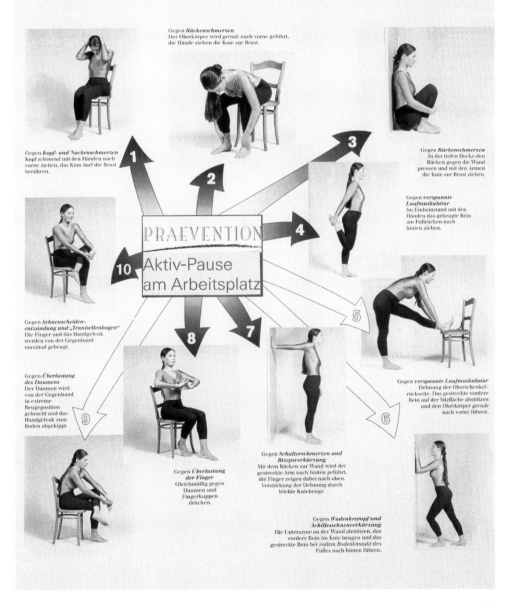

Abbildung 55: Darstellung der Intensivstretchingmethode unter Berücksichtigung von Muskelgruppen, die bevorzugt zur Verkürzung neigen.

> Optimale Entspannung durch Stretching geschieht bei ruhiger, gleichmäßiger und oberflächlicher Atmung.

Direkt nach der Belastung oder auch nach Sportübungen läßt sich Stretching am besten umsetzen. Vorsicht ist geboten beim Elastizitätstraining am Morgen, da die muskuläre Grundspannung zu diesem Zeitpunkt erhöht ist.

> Direkt nach der Belastung und am Abend zeigt Stretching die größte Wirkung.

ECKSTRAND belegt, daß bereits eine Dehnungszeit von 7 Sekunden eine optimale Entspannung auslöst, der Zeitraum kann aber durchaus bis zu 30 Sekunden verlängert werden. 7 Sekunden Dehnungszeit sind äußerst praktisch, weil auf diese Weise jede Pause bei Arbeit und Sport sowie in der Freizeit genutzt werden kann.

> Wirksames Elastizitätstraining wird bereits mit 7 Sekunden Dehnungszeit pro Muskeleinheit erreicht.

Unsere Skelettmuskulatur reagiert auf Belastungsüberforderung unterschiedlich. Die tonische Muskulatur antwortet auf Streß mit Verkürzung, die phasische mit Abschwächung. Muskelverletzungen und degenerative Erkrankungen bei Gelenkdysbalancen gehen häufig von der tonischen Muskulatur aus, Maßnahmen der Prävention sollten daher besonders in diesen Muskelabschnitten ein gezieltes Elastizitätstraining vorsehen. Will man den Muskelstreß aus allen gefährdeten Gelenkabschnitten beseitigen und berücksichtigt man eine Dehnungszeit von 7 Sekunden, so resultiert ein Gesamtzeitaufwand von 1 bis 2 Minuten (Abb. 55).

Die Zeit von 1 bis 2 Minuten verlängert sich, wenn statt des passiven Stretchings die Anspannungs-Entspannungs-Technik umgesetzt wird:
- 7 Sekunden maximale isometrische Anspannung
- 2 Sekunden Entspannung
- 7 Sekunden maximales Stretching.

Elastizitätstraining durch Stretching ist schnell wirksam bei nur geringem Zeitaufwand. Passives Stretching bei 7 Sekunden Dehnungszeit und unter Berücksichtigung aller gefährdeter Gelenkabschnitte braucht 105 Sekunden, wenn insgesamt 15 Dehnungspositionen über jeweils 7 Sekunden zur Anwendung kommen.

> 1 Minute und 45 Sekunden beträgt der Zeitaufwand für gezieltes Stretching, um Muskelstreß aus allen gefährdeten Gelenkabschnitten zu nehmen.

Elastizitätstraining als Antistreß-Programm kann selbst in kurzen Pausen, bei Wartezeiten, auf Reisen, auch in engsten Räumen und während eines Spazierganges durchgeführt werden (Abb. 56).

Die Wiederholung ist Basis jedes grundlegenden Wissens, diese Weisheit gilt auch für ein wirksames Elastizitätstraining. Die große Spannungsbelastung bei Arbeit und Sport kann durch eine Trainingseinheit pro Tag noch nicht ausreichend ausgeglichen werden.

Im Gegensatz zum Tier hat der Mensch das sorgsame Umgehen mit seinem Körper verlernt. So sind wir kaum noch in der Lage, belastungsinduzierte Spannungsverkürzungen der Muskulatur zu orten. Das natürliche Instinktverhalten, selbst der angepaßten Haustiere, ist ständig um den entlastenden Spannungsausgleich bemüht. Der Katzenbuckel des Tieres ist nichts anderes als gezieltes Elastizitätstraining. Hunde und Pferde sind ständig um gezieltes Stretching ihrer Laufmuskulatur bemüht (Abb. 57).

3.2 Elastizitätstraining

> Intensives sportliches Training und intensive Belastung am Arbeitsplatz erfordern einen intensiven Ausgleich spannungsverkürzter Muskulatur.

Vorteile der Intensivstretchingmethode
- Leichte Erlernbarkeit ermöglicht die problemlose Anwendung während der Arbeit, beim Sport und in der Freizeit
- Geringer Zeitaufwand
- Fehlender Krafteinsatz, kein Schwitzen, daher ist Intensivstretching in jeder Kleidung möglich
- In kleinsten Räumen und auf langen Reisen ist es jederzeit umsetzbar
- Die praktische Umsetzung erfordert keinen Vorturner
- Optimale Sauerstoffversorgung der Muskulatur und der kraftübertragenden Sehne ist die ursächliche Therapie bei Degeneration des Stütz- und Bewegungsapparates
- Keine Verletzungsgefahr

Bei der Intensivstretchingmethode wird die einseitig belastete tonische Muskulatur einmal gedehnt. Es empfiehlt sich bei hoher Belastung die praktische Umsetzung im Zweistunden-Rhythmus, da auch ein optimal gedehnter Muskel bei erneuter Beanspruchung bereits nach 90 Minuten wieder maximal verkürzt ist.

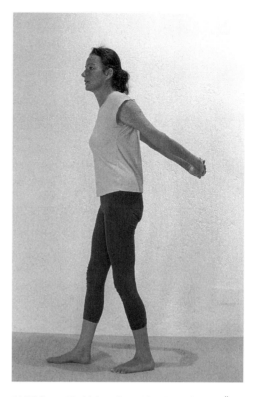

Abbildung 56: Aktives Stretching beim Gehen. Über die Kontraktion der Schulterblattmuskeln erfolgt die Dehnung der verkürzten Muskeln an der Beugeseite der Schultergelenke.

> Intensivstretching ist bei hoher Arbeits- und Sportbelastung im Zweistunden-Rhythmus ratsam.

Auch bei größtem Zeitmangel ist die Intensivstretchingmethode an jedem Arbeitsplatz umsetzbar. Nach getaner Arbeit oder nach dem Sport, also wenn mehr Zeit zur Verfügung steht, kann das Elastizitätstraining jederzeit verlängert werden. Man spricht von intermittierendem Stretching, wenn pro Dehnungseinheit 7 Sekunden veranschlagt und die Positionen 7 mal wiederholt werden.

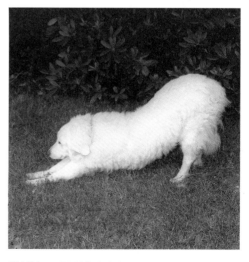

Abbildung 57: Wiederholte Dehnung der Laufmuskulatur bei einem Hirtenhund.

Darstellung der Intensivstretchingmethode

Im folgenden wird das Elastizitätstraining nach der Intensivstretchingmethode über die Anspannungs- und Entspannungstechnik (CHRS-Methode) dargestellt (Abb. 58 – 83).

- Contract (C): maximale isometrische Anspannung
- Hold (H): Spannung halten
- Relax (R): Entspannung
- Stretch (S): Passives Dehnen

Über diese Technik erreicht man durch die Anspannungsphase einen Kraftzuwachs der Muskulatur. Die anschließende Dehnung verbessert die Elastizität und erzielt eine Kompensation des Sauerstoffdefizits.

Die CHRS-Methode sieht folgenden Zeitplan vor:

- 7 Sekunden Anspannungs- und Haltephase
- 2 Sekunden Übergangs- und Entspannungsphase
- 7 Sekunden passive Dehnung.

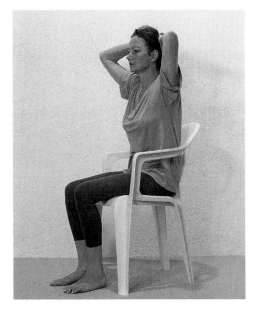

Abbildung 58: 7 s Anspannung der Nackenmuskulatur über Kopfdruck gegen die haltenden Hände.

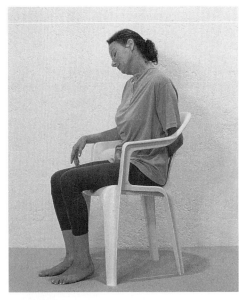

Abbildung 59: 7 s Dehnung der seitlichen, hinteren Nackenmuskulatur durch Handzug von der Rückenlehne, dabei läßt man den Kopf zur Beugeseite der Gegenschulter hängen. Wiederholung Gegenseite.

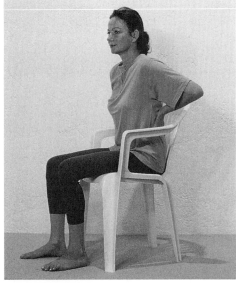

Abbildung 60: 7 s maximaler Druck des Oberkörpers gegen die Hände am Rücken oder gegen die Stuhllehne.

3.2 Elastizitätstraining

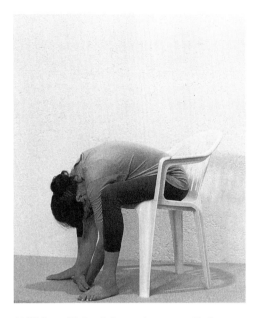

Abbildung 61: 7 s Dehnung der unteren Rückenmuskulatur durch maximale Oberkörpervorbeuge zwischen den Kniegelenken, Zusatzzug von den Händen, die die Knöchel greifen (sog. Kutschersitz).

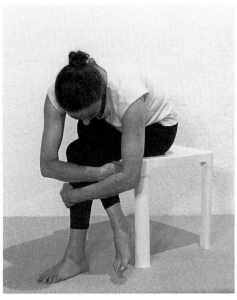

Abbildung 62: 7 s verstärkte Dehnung der seitlichen und unteren Rückenmuskulatur durch maximale Oberkörpervorbeuge mit Seitdrehung gegen das übergeschlagene Bein. Wiederholung Gegenseite.

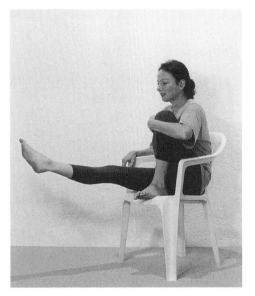

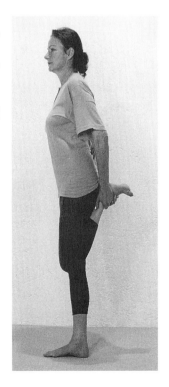

Abbildung 64: 7 s Dehnung der Oberschenkelstreckmuskulatur im Einbeinstand mit Handzug am Fußrücken, dabei zieht man das gebeugte Knie nach hinten. Wiederholung Gegenseite.

Abbildung 63: 7 s das ca. 30 Grad nach außen gedrehte Bein von der Sitzfläche gestreckt abheben. Das andere Bein in Normalposition halten oder – wie abgebildet – auf der Sitzfläche abstützen. Wiederholung Gegenseite.

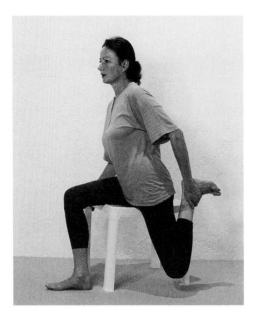

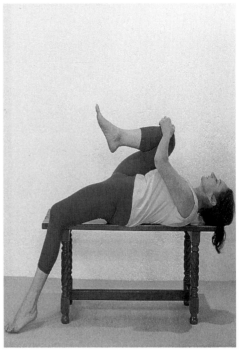

Abbildung 65: 7 s Dehnung der Oberschenkelstreckmuskulatur bei Stand- und Gelenkproblemen. Im Sitzen das gebeugte Kniegelenk durch Handzug vom Fußrücken nach hinten ziehen.

Abbildung 66: 7 s Dehnung des Hüft-Lendenmuskels. In Rückenlage ein Kniegelenk zur Bauchwand ziehen, das andere Bein der Schwere nach hängen lassen und in der Hüfte maximal strecken. Wiederholung Gegenseite.

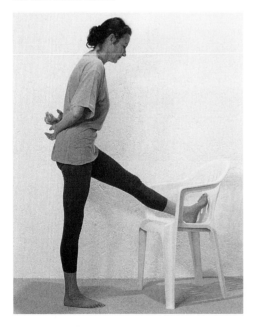

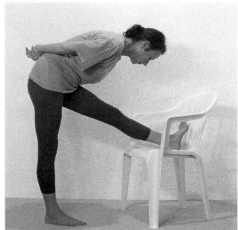

Abbildung 67: 7 s das gestreckte vordere Bein maximal auf die Sitzfläche drücken, dabei verschränkt man bei aufrechtem Oberkörper die Hände am Rücken. Wiederholung Gegenseite.

Abbildung 68: 7 s Dehnung der Kniebeugemuskeln. Das gestreckte vordere Bein auf der Sitzfläche abstützen, den Fuß maximal hochziehen, den geraden Oberkörper vorbeugen und die Hände am Rücken verschränken. Wiederholung Gegenseite.

3.2 Elastizitätstraining

Abbildung 69: 7 s rückenschonende Dehnung der Kniebeugemuskeln im Türrahmen. Ein Bein mit gestrecktem Kniegelenk senkrecht im Türrahmen abstützen. Die Lage des Beckens zum Türrahmen bestimmt die Intensität der Dehnung. Wiederholung Gegenseite.

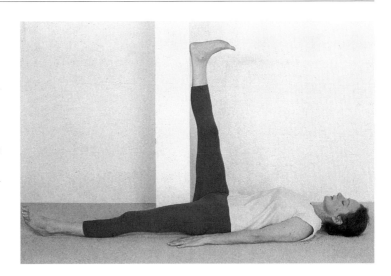

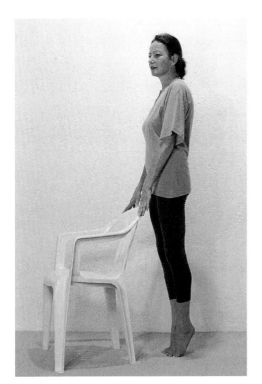

Abbildung 70: 7 s Fußspitzenstand hinter der Stuhllehne.

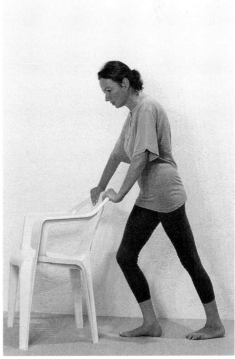

Abbildung 71: 7 s Dehnung der Wadenmuskulatur. Ausfallschritt, das Becken langsam nach vorne verlagern, das hintere Kniegelenk wird gestreckt, die Ferse bleibt fest am Boden. Wiederholung Gegenseite.

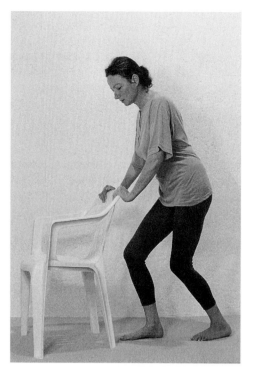

Abbildung 72: 7 s Dehnung der Achillessehne. Gleiches Vorgehen wie bei der Dehnung der Wadenmuskulatur, allerdings wird diesmal das hintere Kniegelenk ebenfalls gebeugt, hierdurch verlagert sich der Dehnungspunkt in die Fersenregion. Wiederholung Gegenseite.

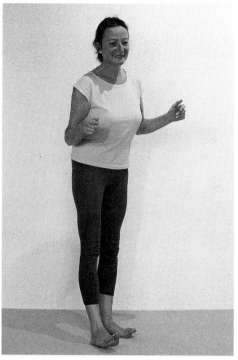

Abbildung 74: 7 s Hackenstand.

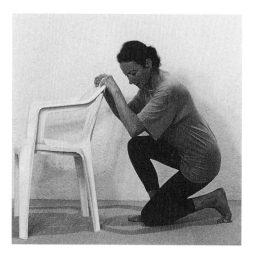

Abbildung 73: 7 s Dehnung der gesamten Fußsohle und der Fußbeuger gegen Krallenzehenbildung. Gleiches Vorgehen wie bei der Dehnung der Achillessehne, im Unterschied dazu das hintere Kniegelenk zum Boden absenken und zusätzlichen Gesäß- oder Handdruck auf die Ferse bei maximaler Zehenstreckung ausüben. Wiederholung Gegenseite.

3.2 Elastizitätstraining

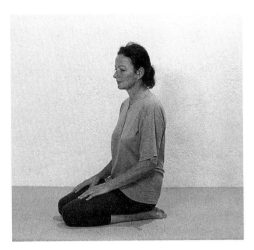

Abbildung 75: 7 s Dehnung der Fußstrecker. Auf die ausgestreckten Füße setzen.

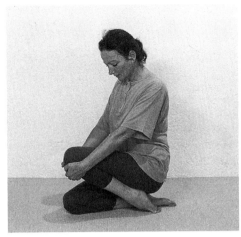

Abbildung 76: 7 s Verstärkte Dehnung der Fuß- und Zehenstrecker durch Anheben des Kniegelenkes und Vorziehen des Fußes mit Beugung, besonders der Großzehe (gegen Hallux valgus-Bildung). Wiederholung Gegenseite.

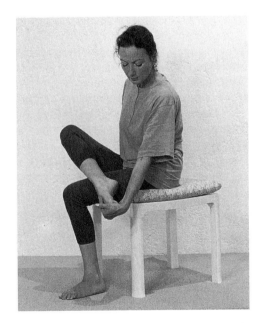

Abbildung 77: 7 s Dehnung der Fuß- und Zehenstrecker im Sitzen durch maximale Beugung der Zehen über Zug von der Gegenhand. Wiederholung Gegenseite.

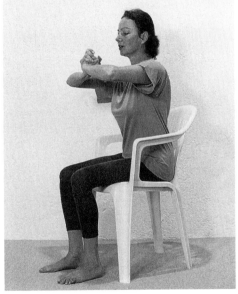

Abbildung 78: 7 s maximaler Druck beider Hände gegeneinander.

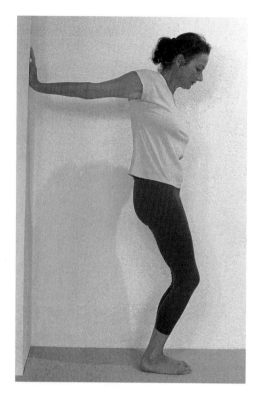

Abbildung 79: 7 s Dehnung der beugeseitigen Schultermuskulatur im Bizepsverlauf. Den gestreckten Arm in Schulterhöhe nach hinten an der Wand abstützen, die Finger zeigen nach oben. Die Gegenschulter wird maximal zur Wand gedreht. Wiederholung Gegenseite.

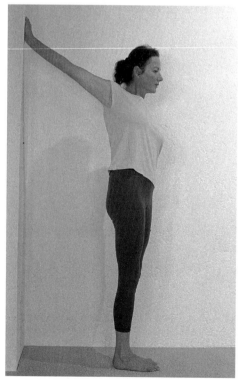

Abbildung 80: 7 s Dehnung der beugeseitigen Schultermuskulatur im Brustmuskelbereich. Den gestreckten Arm in Kopfhöhe nach hinten an der Wand abstützen, die Finger 45 Grad nach hinten drehen. Die Gegenschulter maximal zur Wand drehen. Wiederholung Gegenseite.

3.2 Elastizitätstraining

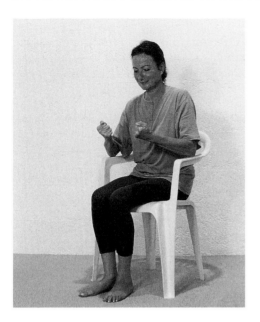

Abbildung 81: 7 s Faustschluß beiderseits.

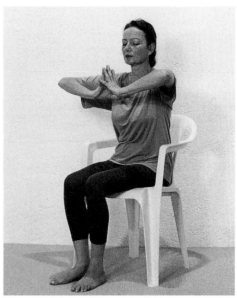

Abbildung 82: 7 s Dehnung der Daumen- und Fingerbeuger. Daumen und Finger spreizen, die Kuppen drücken gegeneinander, durch Anheben der Ellenbogengelenke werden beide Handgelenke maximal überstreckt.

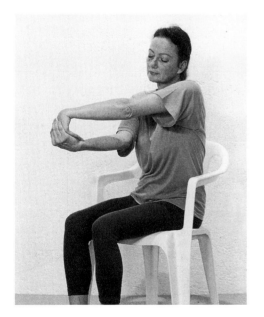

Abbildung 83: 7 s Dehnung der Unterarmstreckmuskulatur. Maximale Beugung des Handgelenkes und der Fingergrundgelenke, Zug von der Gegenhand am Handrücken bei leichter Außendrehung der Finger, das Ellenbogengelenk ist maximal gestreckt. Wiederholung Gegenseite.

3.3 Krafttraining

Gezieltes Krafttraining führt zu einer Volumen- und Spannungszunahme des Muskels. Betroffen von der Qualitätsveränderung ist auch die kraftübertragende Sehne, wobei deren Formveränderungen ein deutlich geringes Ausmaß aufweisen. Der Muskelzuwachs durch Training wird über die Zunahme der kontraktilen Elemente im Muskel (Myosin- und Aktinfilamente) gesteuert, in keinem Falle vermehren sich die Muskelzellen. Nach erfolgter Muskelarbeit müssen belastete Strukturen abgebaut und durch neue ersetzt werden. Dabei reagiert das Gewebe nach dem Prinzip der Überkompensation. Neue Strukturen werden vermehrt aufgebaut, demgegenüber bleibt der Abbau alter Strukturen zurück. Dringend ratsam ist deshalb nach intensivem Training eine Ruhepause von 24 bis 28 Stunden, wenn man eine positive Anpassung des Gewebes an Belastung erreichen will.

Beim wirksamen Krafttraining haben sich in der Praxis zwei Methoden bewährt:
- **Isometrisches (statisches) Training** ohne Gelenkbewegung. Der Muskel baut Spannung auf bei längenkonstanter (isometrischer) Kontraktion. Statische Haltearbeit gegen einen Fixpunkt, ohne Muskel- und Gelenkbewegung.
- **Dynamisches Training** mit Verkürzung oder Verlängerung der Muskulatur bei gleichbleibendem Widerstand. Bei konzentrischer Belastung nähern sich Muskelursprung und -ansatz, der Muskel verkürzt sich gegen Widerstand. Bei exzentrischer Arbeit entfernen sich Muskelursprung und -ansatz, der Muskel nimmt an Länge gegen Widerstand zu. Letzteres Vorgehen wird auch als „negative Arbeit" bezeichnet, der Kraftzuwachs beim exzentrischen Training ist höher als in der konzentrischen Form.

Beim statischen Krafttraining wird der Muskelaufbau durch eine kurzdauernde Muskelanspannung gegen relativ hohen Widerstand induziert. Diese Trainingsform erhöht Muskelkraft und Kraftausdauer. Eine Leistungsverbesserung des Herz-Kreislauf-Systems wird hierdurch jedoch nicht erreicht.

Isometrisches und dynamisches Krafttraining zeichnen sich durch einen großen Wirkungsgrad bei Osteoporose aus. Über die direkte Reizung des Knochens durch den Muskel-Sehnen-Ansatz werden die Durchblutung gefördert und die Aktivität der Osteoblasten heraufgesetzt. Eine optimal trainierte Muskulatur ist deshalb der beste Schutz gegen Osteoporose, da die Knochendichte direkt mit der Muskelkraft korreliert.

> Zum Osteoporosetraining gehört gezieltes Muskeltraining zur Verbesserung der Knochendichte.

Ein Optimum an Kraftzuwachs erfolgt über drei bis fünf Muskelkontraktionen täglich mit 60 bis 70% der Maximalkraft, wobei die Spannung jeweils bis 10 Sekunden gehalten wird. Problemlos kann diese Trainingsform im häuslichen Bereich unter Verwendung von 1 bis 2 kg schweren Hand- oder Fußgewichten durchgeführt werden.

Unterschiedliche Übungsteile (Sets) trainieren verschiedene Muskelgruppen, wobei bereits über 7 Wiederholungen (Repetitionen) durch Reizung der entsprechenden Muskelgruppe eine sehr gute Kraftverstärkung erreicht werden kann. Während des Gesamtprogramms können durchaus 3 bis 5 Sets wiederholt werden.

Nach Abschluß des Krafttrainings ist es dringend zu empfehlen, die unterschiedlichen Muskelgruppen über jeweils 7 Sekunden zu dehnen. Kraft- und Elastizitätstraining gehören zusammen, denn ein einseitig durchgeführtes Verkürzungstraining unterhält zwar einen kräftigen aber nicht

3.3 Krafttraining

ausreichend dehnungsfähigen Muskel, der eine hohe Verletzungsanfälligkeit aufweist.

> Jedes Krafttraining sollte mit einem Stretchingprogramm kombiniert werden.

Krafttraining bei Osteoporose sieht primär die Stärkung der gesamten Rumpf- und Beinmuskulatur vor. Über die gezielte Verstärkung der Rücken- und Bauchmuskulatur kann der Brustbeinbelastungshaltung entgegengearbeitet werden. Die Verstärkung der Beinkraft erzielt eine Verbesserung des Stand- und Gangbildes; eine optimal auftrainierte Beinmuskulatur stellt zugleich beste Sturzversicherung bei Osteoporose dar.

> Optimales Krafttraining gegen Osteoporose dient primär der Stärkung der gesamten Rumpf- und Beinmuskulatur.

Bei einem wirksamen **Rückentraining** ist es wichtig, jede stärkere Überstreckung der Wirbelsäule und des Kopfes auszuschalten. Wie beim Fahrradfahren mit tiefem Lenker und beim längeren Brustschwimmen bewirken alle stärkeren und intensiven Überstreckbewegungen der Wirbelsäule eine hohe Belastung der rückwärtig liegenden kleinen Wirbelgelenke, so daß ein vorzeitiger degenerativer Schaden (Facetten-Syndrom als Ausdruck der Spondylose) provoziert werden kann (Abb. 84).

> Rückenbelastend sind stärkere Überstreckbewegungen der Wirbelsäule mit vorzeitiger Schädigung der hinteren kleinen Wirbelgelenke. Zum gelenkschonenden Rückentraining ist deshalb die Lagerung des Körpers auf einem Hocker oder einer Trainingsbank erforderlich.

Beim **Bauchmuskeltraining** sind Übungen aus gestreckten Hüftgelenken zu vermeiden (z. B. „Klappmesser"). Bei diesem Vorgehen wird fast nur der Hüft-Lenden-Muskel (M. ileopsoas) trainiert und nicht, wie gewünscht, die Bauchmuskulatur. Dieses falsche Training führt zu einer weiteren Verkürzung des M. ileopsoas mit verstärkter Abschwingung der Wirbelsäule nach vorn, wodurch langfristig der Bandscheibendruck erhöht wird (Abb. 85).

> Rückenschonendes Bauchmuskeltraining wird aus der 90 Grad-Beugeposition der Hüftgelenke durchgeführt.

Abbildung 84: Die verstärkte Überstreckung der Wirbelsäule beim Training provoziert die Überbelastung der hinteren kleinen Wirbelgelenke.

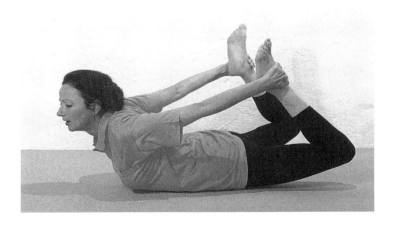

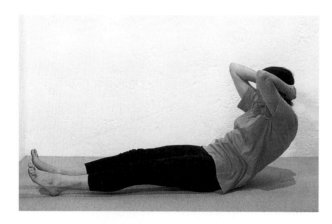

Abbildung 85: Falsches Bauchmuskeltraining mit gestreckten Hüftgelenken verstärkt den Hüft-Lenden-Muskel und führt zu einer vermehrten Abschwingung der Lendenwirbelsäule nach vorn, die die Bandscheiben belastet.

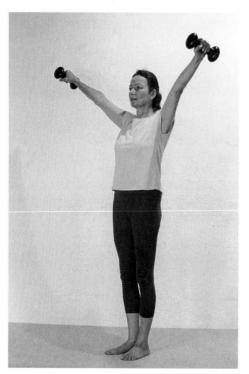

Abbildung 86: Intensives Überkopftraining der Arme reizt die Rotatorenmanschette mit der Gefahr der Degeneration.

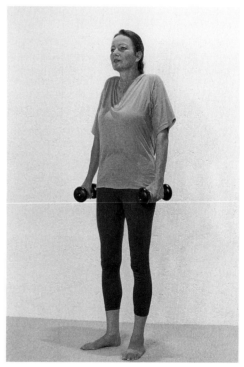

Abbildung 87: 7 x Heben der Schultern mit Handgewichten bei hängendem Arm.

3.3 Krafttraining

Intensive **Überkopfbewegungen** der Arme belasten die Schultergelenke, hierdurch kann speziell die Rotatorenmanschette geschädigt und zur vorzeitigen Degeneration gebracht werden (Abb. 86).

Darstellung eines dynamischen Kraft- und Elastizitätstrainings
Die Körperkraft wird wirksam verstärkt, wenn mindestens 3 mal pro Woche trainiert wird. Ein meßbarer Kraftverlust tritt bereits nach Trainingspausen von mehr als einer Woche auf (Abb. 87-120).

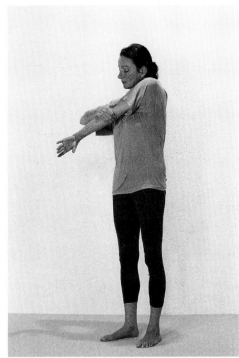

Abbildung 89: 7 s Dehnung der Rotatorenmanschette. Maximale Innendrehung des Armes vor dem Körper mit Handzug am Ellenbogengelenk. Innenrotation des Armes, der Daumen weist nach unten. Wiederholung Gegenseite.

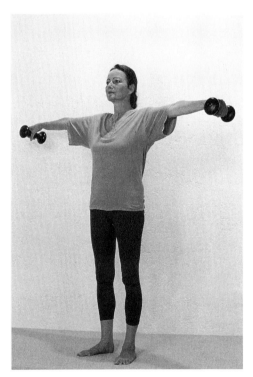

Abbildung 88: 7 x seitliches Heben der Arme mit Handgewichten bis zur Horizontalen.

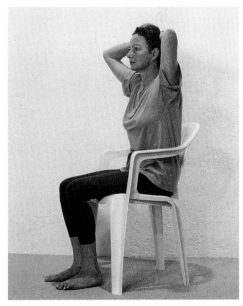

Abbildung 90: 7 s maximaler Druck des Kopfes gegen die haltenden Hände.

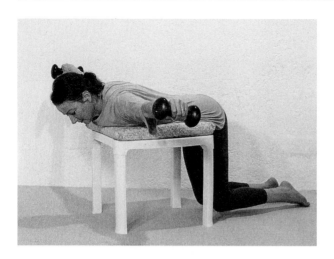

Abbildung 91: 7 x in Bauchlage auf dem Hocker seitliches Heben der Arme bis zur Horizontalen.

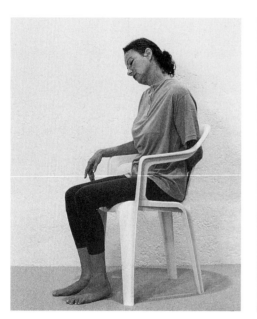

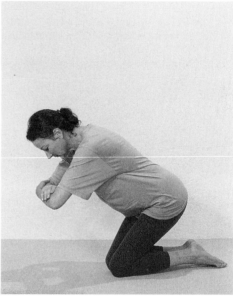

Abbildung 92: 7 s Dehnung der seitlichen hinteren Nackenmuskulatur. Gegenzug mit der Hand von der Rückenlehne, dabei läßt man den Kopf zur Gegenschulter hängen. Wiederholung Gegenseite.

Abbildung 93: 7 x aus knieender Position (Knieauflage evtl. polstern) den Oberkörper vom Boden strecken, dabei jede Überstreckung vermeiden.

3.3 Krafttraining

Abbildung 94: 7 x Streckung eines Beines aus der Knie-Ellenbogen-Lage am Boden. Überstreckungen vermeiden. Wiederholung Gegenseite.

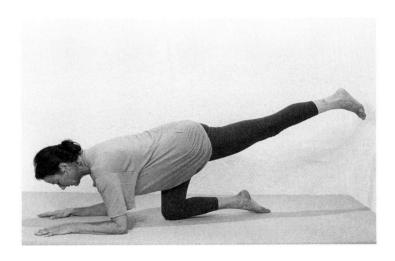

Abbildung 95: 7 x Beinstreckung aus der Bauchlage auf dem Hocker. Überstreckungen vermeiden. Wiederholung Gegenseite.

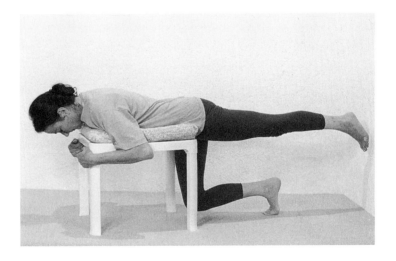

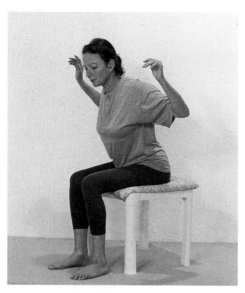

Abbildung 96: 7 x aus der Sitzposition bei leicht nach vorn gebeugtem Oberkörper die gebeugten Arme rückwärts strecken.

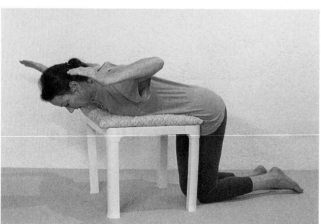

Abbildung 97: 7 x Heben des gebeugten Oberkörpers und der Arme bei Bauchlage auf dem Hocker bis zur Horizontalen.

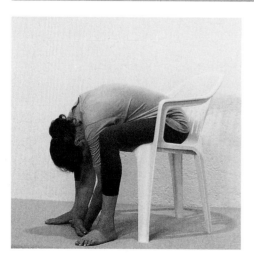

Abbildung 98: 7 s Dehnung der Rückenmuskulatur. Maximale Oberkörpervorbeuge zwischen den Kniegelenken, zusätzlicher Handzug an den Knöcheln (sog. Kutschersitz).

3.3 Krafttraining

Abbildung 99: 7 x Liegestütz rückwärts zur Bank, dabei die Ellenbogengelenke nicht vollständig strecken.

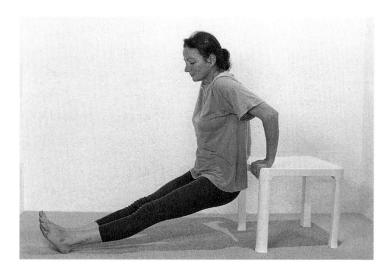

Abbildung 100: 7 x aus der Bauchlage auf dem Hocker Streckung des linken Armes und des rechten Beines bis zur Horizontalen. Überstreckungen vermeiden. Wiederholung Gegenseite.

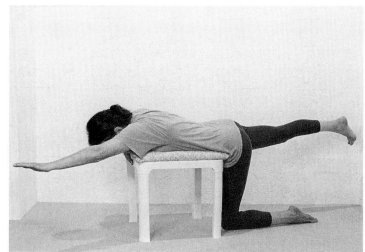

Abbildung 101: 7 s den geraden Oberkörper nach vorn führen, die Hände am Rücken halten. Das gestreckte Bein auf der Sitzfläche abstützen, den Fuß maximal hochziehen. Wiederholung Gegenseite.

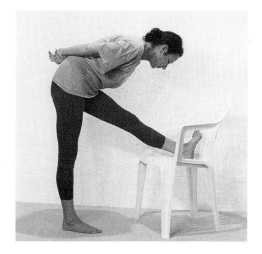

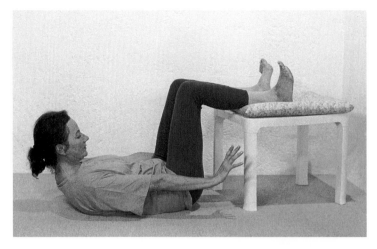

Abbildung 102: 7 x aus der Stufenlagerung Heben des Kopfes und der Schultern vom Boden, die gestreckten Arme vollführen eine Stemmbewegung zu den Füßen.

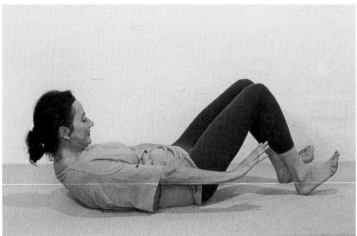

Abbildung 103: 7 x Heben des Kopfes und der Schultern mit Stemmbewegung der gestreckten Arme zu den Füßen. Die Fersen drücken fest zum Boden, die Kniegelenke sind annähernd 90 Grad gebeugt.

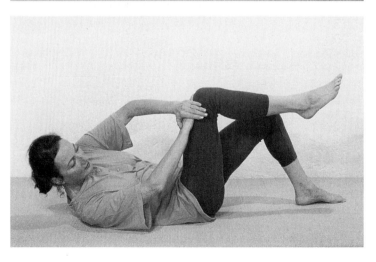

Abbildung 104: 7 x maximaler Druck beider Hände gegen einen Oberschenkel. Wiederholung Gegenseite.

3.3 Krafttraining

Abbildung 105: 7 x aus aufrechter Sitzposition das ca. 30 Grad nach außen gedrehte Bein heben. Das andere Bein wird maximal zum Körper gezogen. Wiederholung Gegenseite.

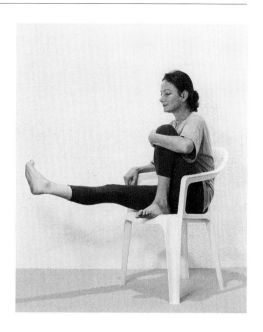

Abbildung 106: 7 x aus seitlicher Liegeposition das obere gestreckte Bein anheben. Wiederholung Gegenseite.

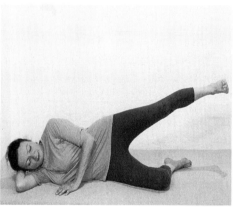

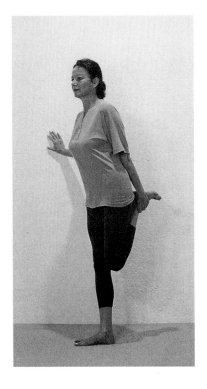
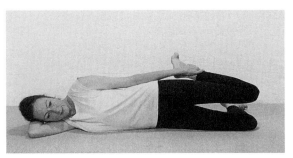

Abbildung 107: 7 s Dehnung der Hüftbeugemuskulatur im Einbeinstand, durch Handzug vom Fuß das Bein nach hinten ziehen. Wiederholung Gegenseite. Bei Standunsicherheit Dehnung im Liegen möglich.

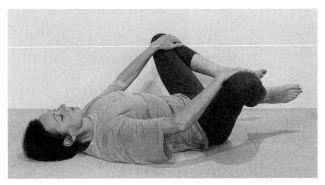

Abbildung 108: 7 s Dehnung der Adduktoren. In Rückenlage beide gebeugten Kniegelenke mit Handdruck von der Innenseite nach außen führen.

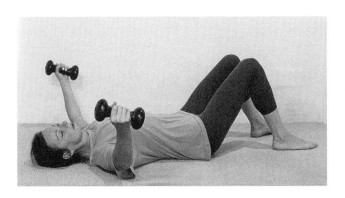

Abbildung 109: 7 x aus der Rückenlage beide Arme mit Handgewichten nach oben führen.

3.3 Krafttraining

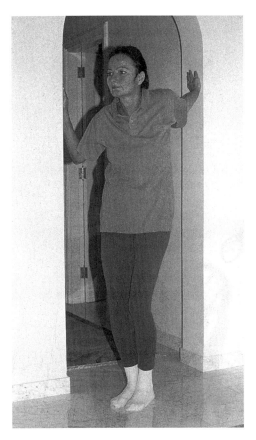

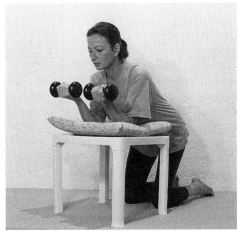

Abbildung 111: 7 x Beugung beider Ellenbogengelenke mit Handgewichten.

Abbildung 110: 7 s Dehnung der beugeseitigen Schultermuskulatur im Brustmuskelbereich. Den nach hinten gestreckten Arm in Kopfhöhe im Türrahmen abstützen. Dehnungsverstärkung durch Druck von der Gegenhand von der anderen Rahmenseite. Wiederholung Gegenseite.

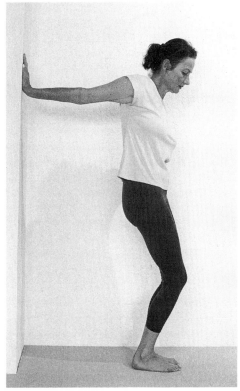

Abbildung 112: 7 s Dehnung der beugeseitigen Schultermuskulatur im Bizepsbereich. Den nach hinten gestreckten Arm in Schulterhöhe an der Wand abstützen, die Finger zeigen nach oben. Dehnungsverstärkung durch leichte Kniebeuge. Wiederholung Gegenseite.

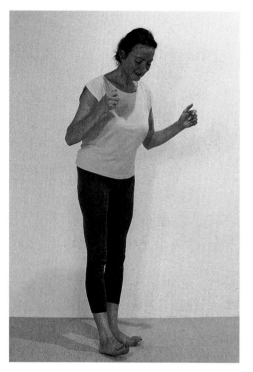

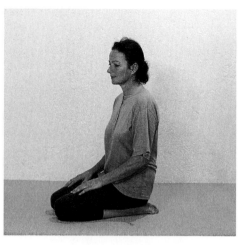

Abbildung 114: 7 s Dehnung der Muskulatur der Unterschenkelvorderseite. In kniender Position auf die ausgestreckten Füße setzen.

Abbildung 113: 7 s Hackengang mit gehobenen Vorfüßen.

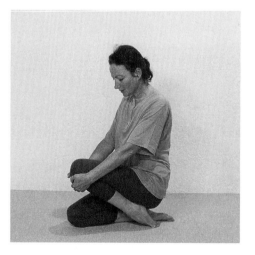

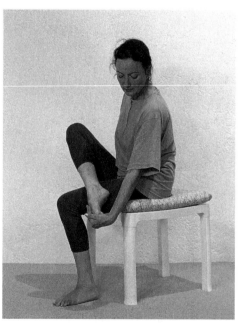

Abbildung 115: 7 s gezielte Dehnung des Fußrückens und der Großzehenstrecker (speziell bei Hallux valgus-Bildung). Aus kniender Position wird ein Kniegelenk mit beiden Händen angehoben und der gestreckte Fuß leicht nach vorn gezogen mit gezielter maximaler Beugeposition der Großzehe. Wiederholung Gegenseite.

Abbildung 116: 7 s Dehnung des Fußrückens und der Großzehenstrecker. Im Sitzen durch Handzug speziell die Großzehe beugen, der Fuß wird maximal gestreckt. Wiederholung Gegenseite.

3.3 Krafttraining

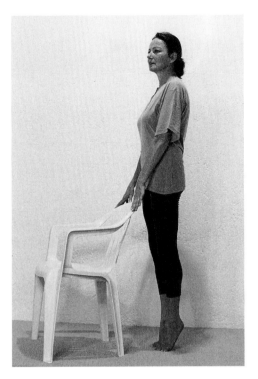

Abbildung 117: 7 s Fußspitzenstand.

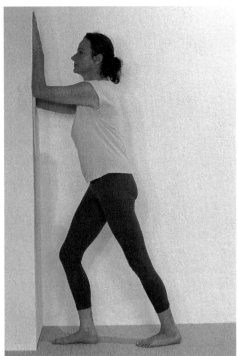

Abbildung 118: 7 s Dehnung der Wadenmuskulatur. Ausfallschritt mit Beckenverschiebung nach vorn, das hintere Bein im Kniegelenk strecken, die Ferse fest am Boden halten. Wiederholung Gegenseite.

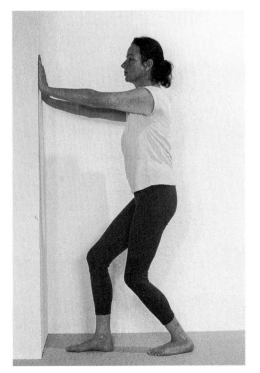

Abbildung 119: 7 s Dehnung der Achillessehne. Ausfallschritt mit Beckenverschiebung nach vorn, das hintere Bein wird diesmal im Kniegelenk gebeugt, die Ferse fest am Boden gehalten. Wiederholung Gegenseite.

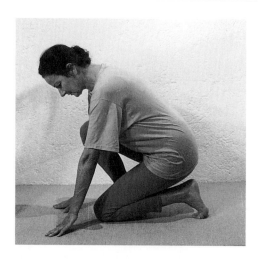

Abbildung 120: 7 s Dehnung der Fußsohle und der Zehenbeuger (gegen Krallenzehenbildungen). Aus dem Ausfallschritt das hintere Kniegelenk zum Boden führen, beide Hände stützen seitlich ab. Maximale Überstreckung des Fußes im Sprunggelenk, maximale Überstreckung der Zehen durch Hand- oder Gesäßdruck im Bereich der Ferse. Wiederholung Gegenseite.

3.4 Ausdauertraining

Bewegung im Ausdauerbereich dient der Verbesserung der maximalen Sauerstoffaufnahmefähigkeit des Organismus. Durch Optimierung der Energieflußrate wird dem gesamten Zellverband des Körpers für eine positive Stoffwechselbilanz jederzeit ausreichend Sauerstoff zur Verfügung gestellt. Unter nachhaltiger Verbesserung der Herz-Lungen-Leistung kann mehr Sauerstoff aus der eingeatmeten Luft aufgenommen werden: Während der Untrainierte nur 3% bei maximaler Inspiration entnehmen kann, schafft der Ausdauertrainierte 5%. Insgesamt stehen 21 Volumenprozent Sauerstoff bei der Einatmung zur Verfügung, bei der Ausatmung gibt der Untrainierte 18% und der Trainierte 16% wieder ab.

Parallel zur Verbesserung der Herz-Lungen-Arbeit bewirkt permanentes Ausdauertraining einen verbesserten Sauerstofftransport im arteriellen Blut, wobei die Durchflußrate in den Arterien durch Steigerung der Elastizität der Wandanteile (Windkesselfunktion) erhöht wird.

Die zentrale Pumparbeit des Herzens kann wesentlich durch einen zweiten Pumpmechanismus in der Peripherie unterstützt werden, wobei diese Wirkung von der rhythmischen Anspannung und Entspannung der Skelettmuskulatur ausgeht. In einer ergänzenden Wechselwirkung spielen sich beide Pumpsysteme ein bestimmtes Blutvolumen zur Aufrechterhaltung einer optimalen Stoffwechsellage zu. Fällt in dieser Kooperation ein Pumpsystem aus oder arbeitet nur auf geringem Niveau, so muß sich als Folge des verminderten Sauerstoff- und Energieangebots die allgemeine Stoffwechselsituation verschlechtern, worunter zwangsläufig die auf- und abbauenden Vorgänge der Zellen leiden.

Der optimale Sauerstoffaustausch im Organismus und eine positive Trainingswir-

3.4 Ausdauertraining

kung zur Verbesserung der Herz-Kreislauf-Funktion wird gewährleistet, wenn 1/6 der quergestreiften Skelettmuskulatur aktiviert wird.

Werden die großen Muskelgruppen beider Beine durch ein permanentes Ausdauertraining optimal trainiert, so kann schon auf diesem Wege eine entscheidende Vorsorge gegen die Osteoporose geleistet werden. Über den direkten Reiz des Muskelmotors und der kraftübertragenden Sehne am Knochen wird die Demineralisierung verhindert. Durch die Kräftigung der gesamten Beinmuskulatur wird eine Verbesserung des Stand- und Gangbildes auch beim älteren Menschen ermöglicht – ein entscheidender Beitrag zur Verminderung des Sturzrisikos. Wechselnde Bewegungsmuster in der praktischen Gestaltung des Ausdauertrainings können zugleich zur Koordinationsschulung beitragen. Eine entscheidende Maßnahme, die Einfluß darauf nimmt, daß im letzten Lebensdrittel die eigenständige Beweglichkeit und Selbständigkeit erhalten bleiben.

Wirkungen eines permanenten Ausdauertrainings
Herz-Kreislauf-System
- Vergrößerung des Herzmuskels und der Herzkammern mit Erweiterung des Schlagvolumens
- Absinken des Ruhe- und Belastungspulses
- Verbesserte Durchblutung des Herzmuskels durch eine verlängerte Diastole
- Blutdrucksenkung und geringes Risiko von Arteriosklerose, Embolien und Thrombosen sowie Herzinfarkt und Schlaganfall
- Verbesserte Sauerstoffversorgung der Peripherie durch Erhöhung der Erythrozytenzahl
- Abnahme des Blutfettspiegels

Lungensystem
- Verbesserung der maximalen Sauerstoffaufnahmefähigkeit
- Vergrößerung des Atem-Minuten-Volumens

Stütz- und Bewegungssystem
- Zunahme der allgemeinen Muskelmasse, der Mitochondrien als „Energiezentralen" und der peripheren Durchblutung
- Verbesserung des Mineralgehaltes des Knochensystems als direkte Vorbeugung gegen Osteoporose

Psyche
- Abbau von Negativstreß und Depressionen
- Steigerung des Selbstwertgefühls und des Wohlbefindens

Allgemeine Faktoren
- Abbau von Übergewicht
- Verlangsamung des Alterungsprozesses
- Steigerung der Eigenenergie
- Verbesserung des Schlafverhaltens
- Normalisierung der Verdauung
- Abbau von Muskel- und Gelenkschmerzen
- Normalisierung einer diabetischen Stoffwechsellage bei Typ II- Diabetes.

3.4.1
Zeit und Intensität des Ausdauertrainings

Laufen kann man schnell mit hechelnder Atmung und moderat mit kontrollierter Ein- und Ausatmung. Die erstgenannte Trainingsform vollzieht sich im sauerstoffarmen Milieu und ist im besonderen dem Leistungssport vorbehalten, während das Training in der sauerstoffreichen Zone der Gesundheitsförderung dient.

Ausdauertraining mit gesundheitsförderndem Effekt bewirkt
- Vergrößerung des Atem-Minuten-Volumens

- Vergrößerung des Herz-Minuten-Volumens
- Steigerung der Transportkapazität für Sauerstoff im Blut
- Aufbau der Skelettmuskulatur mit verbesserter Durchblutung, Zunahme der Mitochondrien, erhöhte Enzymaktivität.

Das kontrollierte Ausdauertraining beginnt bereits beim beschleunigten Spaziergang, möglichst über 60 Minuten. Bei dieser Belastungsintensität werden gezielt die Fettdepots abgebaut, Training in der **Gesundheitszone I (Fettverbrennungszone)** ist optimal zwischen 30-60 Minuten und länger wirksam. Training in der Fettverbrennungszone ist die geringste Belastungsstufe im Ausdauerbereich, trainiert wird mit 50-60% der maximalen Herzfrequenz. Die maximale Herzfrequenz gilt bei der Dosierung des Ausdauertrainings als allgemeine Meßlatte, hierbei handelt es sich um die höchstmögliche Pulsfrequenz, die bei maximaler Muskelleistung erbracht werden kann. Die maximale Herzfrequenz ist eine feste Größe, die durch Training nicht beeinflußt werden kann, sie nimmt im Laufe des Lebens von 200 Schläge je Minute beim 20jährigen auf ca. 150 Schläge je Minute beim 70jährigen ab (Abb. 121).

> Training mit gesundheitsförderndem Effekt findet zwischen 50 bis 80% der maximalen Herzfrequenz statt.

Training über 80% der maximalen Herzfrequenz vollzieht sich im sauerstoffarmen Milieu. Die Zell- und Organanpassung ist dann nur noch unvollständig gewährleistet. Diese Trainingsform ist dem eigentlichen Leistungsbereich vorbehalten.

Die Gesundheitszone I (Fettverbrennungszone) ist geradezu prädestiniert für Aktivität im Alter und zum Abbau überflüssiger Fette. Wegen der geringen Belastungsstufe kann bei kontrollierter Atmung der Einstieg über die Fettverbrennungszone auch nach längerer Bewegungspause genutzt werden.

> Ausdauertraining in der Fettverbrennungszone zeigt optimale Wirkung bei Bluthochdruck und Arteriosklerose sowie gegen Übergewicht.

Die Gesundheitsförderung in der Gesundheitszone I, d. h. in der Fettverbrennungszone, wird über eine periphere Anpassung erreicht:
- Stabilisierung der Skelettmuskulatur
- verstärkte Kapillardurchblutung
- Größenzunahme und Vermehrung der Mitochondrien
- Zunahme der Enzymaktivität.

Die Trainingsintensität über Pulssteuerung kann nach folgender Formel errechnet werden:

$$220 - \text{Lebensalter} = \text{maximale Herzfrequenz}$$

Die Trainingszone I mit 50 bis 60% der maximalen Herzfrequenz umfaßt beim 60jährigen eine Pulsfrequenz von 80 bis 96 je Minute.

Berücksichtigt man die Tatsache, daß der Untrainierte in der Regel einen Ruhepuls von ca. 70 je Minute aufweist, so bedarf es nur einer geringen Belastungssteigerung, um in der untersten Trainingszone zu trainieren.

Die praktische Trainingsgestaltung sieht in der Regel so aus, daß über unterschiedliche Anpassungsvorgänge eine Leistungssteigerung eintritt, d. h. nach ca. 4 bis 6 Wochen Training wird man zumeist in der Lage sein, in der Gesundheitszone II (60 bis 70% der maximalen Herzfrequenz) trainieren zu können. Beim 60jährigen liegen während des Ausdauertrainings die Pulsfrequenzgrenzen zwischen 96 und 112 je Minute.

Während in der Gesundheitszone I bevorzugt die periphere Muskulatur verbessert wird, zeichnet sich in der **Gesundheitszone II** eine Gesundheitsförderung

3.4 Ausdauertraining

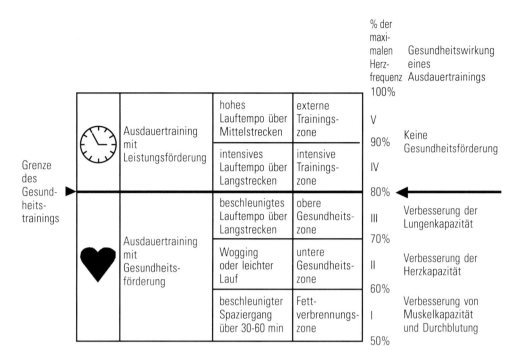

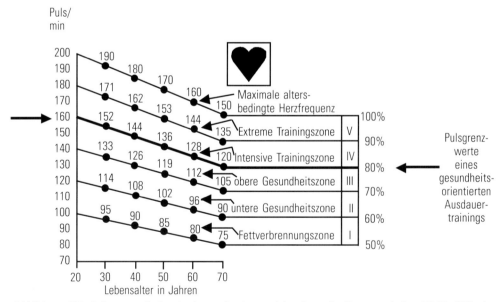

Abbildung 121: Beim gesundheitsorientierten Ausdauertraining liegt die Grenze zwischen 50 bis 80% der maximalen altersbedingten Herzfrequenz.

speziell im Bereich des Herzens ab: Das Minuten-Volumen nimmt durch Vergrößerung des Herzmuskels und der Kammern zu und damit auch die Sauerstoffversorgung des Gesamtorganismus.

Optimales Training im Ausdauerbereich bewirkt nach 6 bis 8 Wochen eine Blutdrucksenkung und eine Abnahme der Herzfrequenz von ca. 10 Schlägen je Minute (s. Abb. 22).

Für die Herzmuskulatur kann über Ausdauertraining eine Verbesserung der Energieflußrate erreicht werden, denn durch Senkung der Herzfrequenz verlängert sich automatisch der Zeitraum der Diastole, und nur in dieser Entspannungsphase kann das Herz über die Koronarien mit Energie und Sauerstoff versorgt werden.

> Ausdauertraining in der Gesundheitszone II stärkt speziell das Herz, durch Verlängerung der Diastole erfolgt eine Optimierung seiner Sauerstoff- und Energieversorgung.

Die **Gesundheitszone III** ist mit 70 bis 80% der maximalen Herzfrequenz erreicht. Bei einem 60jährigen pendelt die Pulsfrequenz in den Grenzbereich zwischen 112 und 128 pro Minute. Training in der Gesundheitszone III führt zu einer speziellen Steigerung der Lungenkapazität. Über das verbesserte Atem-Minuten-Volumen kann mehr Sauerstoff aus der atmosphärischen Luft aufgenommen werden.

> Ausdauertraining in der Gesundheitszone III verbessert speziell das Atem-Minuten-Volumen.

In der Zone III wird die Lungenfunktion zum limitierenden Faktor, so kann diese Belastungsintensität auch optimal zur Trainingssteuerung eingesetzt werden. In dieser Belastungszone folgen Ein- und Ausatmung unserer kontrollierten Steuerung. Jede weitere Leistungssteigerung führt die Atmung in die unkontrollierte Form, bis schließlich die hechelnde Japsatmung uns das deutliche Sauerstoffdefizit vor Augen führt. Die sauerstoffarme Zone weist auf, daß 80 bis 100% der maximalen Herzfrequenz erreicht sind.

> Einfaches Motto zur Trainingssteuerung: Laufen ohne zu schnaufen.

Zur Trainingssteuerung eignet sich optimal die Dreier- oder Viererschritt-Atmung. Die Einatmungsphase wird über drei oder vier Schritte und die anschließende Ausatmungsphase ebenfalls über drei oder vier Schritte vorgenommen. Dabei hat sich die Laufgeschwindigkeit diesem Atemrhythmus anzupassen. Kann man die Dreier- oder Vierer-Schritt-Atmung nicht mehr halten, so ist die Geschwindigkeit zu hoch und sollte reduziert werden.

Atemgesteuertes Ausdauertraining
- Dreier-Schritt-Atmung: Einatmung über drei Schritte und anschließende Ausatmung über weitere drei Schritte
- Vierer-Schritt-Atmung: Einatmung über vier Schritte und anschließende Ausatmung über weitere vier Schritte

Sportmedizinische Untersuchungen haben ergeben, daß mit dieser Atemtechnik eine Verlagerung aus der aeroben in die anaerobe Zone verhindert wird, was durch die Messung der Milchsäurekonzentration im Blut dokumentiert werden konnte. Bei der Vierer-Schritt-Atmung während der Ausdauerbelastung pendelt sich der Laktatwert auf annähernd 4 mmol je Liter Blut ein, wobei die anaerobe Schwelle nie überschritten wurde.

Zur Trainingssteuerung kann auch die Nasenatmung eingesetzt werden, Ein- und Ausatmung werden nur durch die Nase bei geschlossenem Mund vorgenommen. Diese Technik entspricht durchaus der Vierer-

Schritt-Atmung, mit dem weiteren Vorteil, daß in den kalten Wintermonaten die Schleimhäute über die Ausatmungsluft vorgewärmt und der Einatmungsluft der Kältereiz genommen wird.

Die **Pulsüberwachung** während des Trainings geschieht am einfachsten mit drei Fingern der rechten Hand an der Beugeseite des linken Handgelenkes. Dort läßt sich die Speichenarterie am Beginn des Daumenballens bei gestrecktem Handgelenk am besten tasten. Man unterbricht die Belastung kurz, zählt über 15 Sekunden den Puls, die Multiplikation mit der Zahl 4 ergibt den Minutenwert.

Noch einfacher ist der Umgang mit Pulsuhren bei zentraler Frequenzabnahme am Herzen über einen Brustgurt: Ein kurzer Blick auf das Zifferblatt genügt, um stets die aktuellen Pulsfrequenzen ablesen zu können, dabei erleichtert ein großes Zifferblatt das Erkennen des aktuellen Wertes auch ohne Brille.

Eine Organanpassung des Organismus wird beim Ausdauertraining nur dann erreicht, wenn Qualität und Quantität stimmen. Ein bis zwei Trainingseinheiten pro Woche sorgen noch nicht für die notwendige Reizstufe zur optimalen Gesundheitsförderung.

> Ausdauertraining zur Gesundheitsförderung erfordert einen Trainingreiz, der mindestens 3mal wöchentlich 20 bis 30 Minuten gesetzt wird.

So durchgeführtes Ausdauertraining läßt Gesundheitsförderung im Dreistufenplan über die Gesundheitszonen I, II und III zu.

Was für die Medizin im allgemeinen gilt, gilt für das Ausdauertraining im speziellen: Die Dosierung bestimmt den Therapieerfolg.

Bewegungsmangel macht krank, aber auch das Übertrainings-Syndrom besitzt ein hohes Verletzungs- und Gesundheitsrisiko.

> Ausdauertraining zur Prävention von Herz-Kreislauf-Erkrankungen ist richtig dosiert, wenn täglich 150 bis 300 Kcal durch Bewegung verbraucht werden.

Gesundheitsförderung durch Aktivität im Ausdauerbereich wird dann ermöglicht, wenn wöchentlich 1000 bis 2000 Kcal durch Bewegung großer Muskelgruppen verbrannt werden.
300 kcal entsprechen
- 30 Minuten Dauerlauf (9 km/h)
- 60 Minuten Radfahren (20 km/h)
- 60 Minuten Wandern.

3.4.2
Gestaltung des Ausdauertrainings

Zur gesunden Lebensführung gehört ein regelmäßiges Ausdauertraining. Um aus einer spontanen Idee eine anhaltende Gewohnheit werden zu lassen, ist es ratsam, die Sportart zu wählen, die die meiste Freude bereitet und der individuellen Begabung am nächsten liegt.

Günstig ist das Ausdauertraining im Freien, denn Wind, Regen, Kälte und Wärme sorgen für eine Stärkung des allgemeinen Abwehrsystems. Wichtig bei der Prävention der Osteoporose ist die Aktivierung von Vitamin D durch UV-Strahlung. Kritisch allerdings wird jedes Lauftraining im Freien in den Sommermonaten bei hohen Ozonwerten zwischen 10 und 19 Uhr, bei dieser Umweltbelastung empfiehlt sich die Verlagerung des Trainings in den häuslichen Bereich.

Walking hat einen besonders hohen Wert für die Gesundheitsförderung. Bei längeren Trainingseinheiten wird zur Energiegewinnung die Fettverbrennung genutzt. Günstig ist die rhythmische Be-.und Entlastung der Gelenkknorpel, ohne daß hohe-

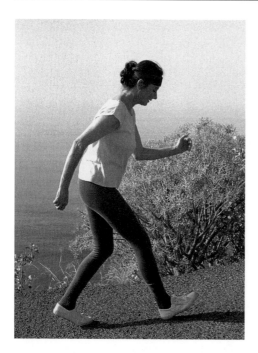

Abbildung 122: Walking ist ein gelenkschonender Ausdauersport mit optimaler Herz-Kreislauf-Belastung.

Belastungsgipfel eintreten, hiervon profitieren speziell die Wirbelsäule und die großen Gelenke der unteren Extremitäten (Abb. 122).

Bei höherer Geschwindigkeit erhöht sich der Energieverbrauch enorm, weil im Gegensatz zum Jogging die Schwungphase abgemildert verläuft. Die Skelettmuskulatur muß praktisch bei der Impulsgebung für den neuen Schritt annähernd bei Null beginnen.

Beim Walking wird der gesamte Fuß kontinuierlich über Ferse und Vorfuß abgerollt. Der axiale Druck des Beines, der zu Beginn der Abrollphase die Ferse trifft, ist über eine optimale Fersenfederung im Schuh abzufangen, um Überbelastungen der Beingelenke zu vermeiden.

Beim Abrollen des Fußes muß zwischen Außenkantenläufern (Supinationstyp) und Innenkantenläufern (Pronationstyp) unterschieden werden. Ist die Abrollinie des Fußes hierdurch stark nach innen oder außen verlagert, so kann durch Schuhsohlenausgleich die Fehlbelastung des Fußes vermieden werden. Beim Außenkantenläufer sorgt eine härtere äußere Hälfte der Schuhsohle für die Gewichtsverlagerung nach innen, umgekehrt wird beim Pronationstyp durch eine härtere innere Sohlenhälfte die Abrollinie nach außen verlagert.

Zu einer optimalen Fußführung gehört ferner ein stabiler innerer und äußerer Aufbau der Schuhe. Liegt eine lockere Bandführung im oberen Sprunggelenk vor, so helfen knöchelhohe Laufschuhe das Gelenk zu stabilisieren.

Die Fußmuskeln werden speziell beim Barfußlauf trainiert. Empfehlenswert ist Barfußlaufen auf harten Kieswegen. Neben Reizung der Reflexzonen erfolgt ein Abhärtungstraining, das der besseren Durchblutung dient. Das Auslaufen nach dem Ausdauertraining kann, optimal über 5 Minuten, durch diese Barfußtechnik gestaltet werden. Vorsicht ist jedoch geboten bei häufigen Barfußpassagen im weichen Sand, die Bandstrukturen werden hierbei an ihre Leistungsgrenze geführt und nicht selten wird das gesamte Fußgewölbe durchgetreten.

Jogging und Bergwandern sind Formen des Ausdauertrainings mit höherer Pulsfrequenz, bei beschleunigtem Lauftempo bewegt man sich kontinuierlich in den Gesundheitszonen II und III (60 bis 80% der maximalen Herzfrequenz). Die Trainingssteuerung wird entweder nach der Atem- oder der Pulsfrequenz vorgenommen.

Laufen ist grundsätzlich ein Individualsport. Vorsicht ist geboten beim Laufen in der Gruppe, wenn nicht nach Leistungsgruppen unterschieden wird. Die gut trainierten Läufer sind vorn und ständig unterfordert, dagegen wird es für Anfänger und schlecht Trainierte gefährlich, wenn sie den Leistungsträgern hinterherkeuchen.

Bergwandern ist der Ausdauersport par excellence, denn neben dem optimalen Herz-Kreislauf-Training ist man in eine natürliche Landschaftsform eingebunden und

kann sich durch die Augen verwöhnen lassen. Variable Schrittkombinationen sorgen dafür, daß die Bein- und Rückenmuskeln möglichst gleichmäßig belastet werden:
- Seitwärtslaufen rechts und links
- Serpentinenlaufen
- Rückwärtslaufen.

Dagegen werden beim Bergablaufen alle Beingelenke stark überlastet, die Wirbelsäule befindet sich in Überstreckposition, was zu einer großen Beanspruchung der Bandscheiben und der hinteren kleinen Wirbelgelenke führt. Beim Bergabwandern entlasten Skistöcke die Wirbelsäule und die Beingelenke (Abb. 123). Bei langen Bergabpassagen wiederholt rückwärts nach unten zur Dehnung des Rückens und der Waden.

> Wandern sollte man stets bergan – bergab entlasten Lift oder Skistöcke.

Aqua-Jogging bedeutet Laufen im Wasser gegen seinen Widerstand. Es ist eine günstige Trainingsform gegen Osteoporose, da der große Muskelreiz gegen den Wasserwiderstand speziell zur Stärkung des Knochens führt. Aqua-Jogging ist eine angenehme Sportart, besonders für Übergewichtige, zum einen entfällt das lästige Schwitzen und zum anderen verhindert das stützende Wasser Fehlbelastungen und Distorsionen vor allem der Sprung- und Kniegelenke (Abb. 124).

Ein variationsreiches Training im Wasser verhindert die einseitige Belastung der Beinmuskeln:
- Aqua-Jogging vorwärts, seitwärts, rückwärts und
- Gruppentraining im Kreis.

Aqua-Jogging im Schwimmbad wird ermöglicht durch Stützwesten, die ohne Bodenkontakt der Füße den Oberkörper in leicht vorgeneigter, senkrechter Position halten. Die Beine vollführen die typische Bewegung eines Kniehebelaufs und die

Arme schwingen seitwärts am Körper. Einfaches Wasserlaufen ist mit „Aqua-Belt" möglich. Ein optimales Osteoporosetrai-

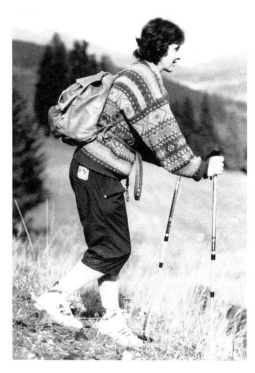

Abbildung 123: Beim Bergabwandern entlasten Skistöcke die Wirbelsäule und die Beingelenke.

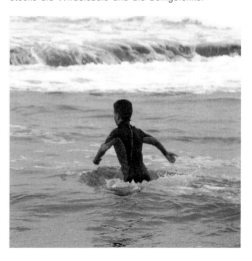

Abbildung 124: Aqua-Jogging gilt als optimaler Ausdauersport mit günstiger Wirbelsäulen- und Gelenkbelastung.

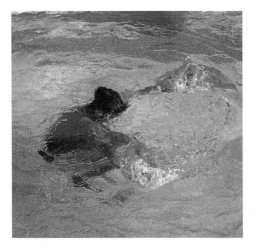

Abbildung 125: Brustschwimmen senkrecht als Aqua-Jogging bewirkt günstige Wirbelsäulenbelastung und gleichzeitige Verstärkung der Rückenmuskulatur.

Brustschwimmen entfällt die Überstreckung des Kopfes in der Halswirbelsäule. Die Armzugsphase vor dem Körper führt zu einer Verstärkung speziell der Rückenmuskulatur in Höhe der Schulterblätter (Abb. 125).

Aqua-Jogging ist auch am Beckenrand mit Abstützen beider Ellbogen in einer Schwimmbadecke möglich. Intensive Beinarbeit geschieht durch Auf- und Abbewegung beider Beine aus den Hüftgelenken mit angedeutetem Beugevorgang der Kniegelenke (sogenannter Beinkraulschlag) (Abb. 126).

ning wird mit Zusatzausrüstungen ermöglicht, sogenannte Froschhände bewirken ein spezielles Krafttraining der Rückenmuskulatur.

Aqua-Jogging ist für geübte Schwimmer auch ohne Weste möglich: Der Körper bleibt senkrecht im Wasser, die Beine vollführen den Kniehebelauf, die Armzugsphase entspricht dem Brustschwimmen und bei vorgeneigtem Kopf wird unter Wasser ausgeatmet. Im Gegensatz zum typischen

Schwimmen als Ausdauersport ist nur für den geübten Schwimmer geeignet. Biomechanisch handelt es sich um einen schwierigen Bewegungsvorgang, und überdies lassen volle Schwimmbäder längere Trainingsstrecken häufig nicht zu. Außerdem leiden viele unter dem hohen Chlorgehalt des Wassers.

> Schwimmen in der traditionellen Form ist kaum zum Osteoporosepräventionstraining geeignet, da durch die allgemeine Entlastung des Körpers im Wasser der gezielte Knochenreiz fehlt.

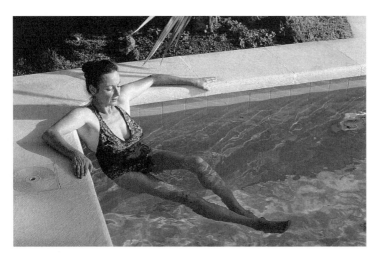

Abbildung 126: Intensive Beinarbeit und Abstützen des Oberkörpers durch die Ellenbogengelenke in einer Schwimmbadecke.

Schwimmen ist hohe körperliche Arbeit im Liegen, und besonders die rechte Herzhälfte muß mit einem großen Blutangebot fertig werden.

Kraulen im Ausdauerbereich bedarf einer sehr guten Kondition, der Bewegungsantrieb kommt aus der Armkraft, während die Pendelbewegung der Beine nur noch der Stabilisierung des Körpers im Wasser dient. Im Gegensatz zum Brustschwimmen liegt die Wirbelsäule optimal im Wasser, wodurch in Bauch- und Rückenlage eine ausgezeichnete Gelenkbelastung ermöglicht wird.

Brustschwimmen im Ausdauerbereich provoziert eine große Wirbelsäulenbelastung durch die ständige Überstreckung, speziell der Halswirbelsäule. Der seitliche Scherschlag sorgt ferner für eine starke Belastung der Kniegelenke in Höhe des inneren Meniskus.

Skilanglauf kann als optimale Ausdauersportart gelten. Der Gleitschritt führt zu einer günstigen Bein- und Wirbelsäulenbelastung, und die Skelettmuskulatur wird nicht nur im Bereich der Beine, sondern auch durch die Stockarbeit am rechten und linken Arm trainiert. Vorsicht ist bei gefährlichen Abfahrten geboten, die zu Schenkelhals-, Handgelenks- und Daumenfrakturen führen können.

Die Diagonaltechnik ist in jedem Falle dem modernen Skating vorzuziehen, wobei die schnellere Gangart dem Leistungssportler vorbehalten bleibt. Beim Skating braucht man eine kräftige Oberschenkelmuskulatur, vor allem im Verlauf des Kniestabilisators (M. vastus medialis), wenn man das einseitige Reiben der Kniescheibe im äußeren Gleitlager verhindern will.

Häusliches Triathlonprogramm
Bei hoher Arbeitsbelastung liegt der Vorteil eines häuslichen Trainings in der ständigen Verfügbarkeit der Geräte. Kurze Wege, Unabhängigkeit vom Wetter und die Möglichkeit, zu jeder Tages- und Nachtzeit trainieren zu können, gewährleisten ein kontinuierliches Training. Wenn möglich, trainiert man zu Hause bei geöffnetem Fenster und schmeichelt seinen Augen mit seinem Lieblingsposter (positive Visualisierung). Selbst das TV-Programm kann zur Untermalung des Ausdauertrainings beitragen.

Es spart Zeit, wenn die 5minütige Aufwärmphase vor Beginn des Ausdauertrainings mit einem Kraftprogramm der Rumpfmuskulatur gestaltet wird (s. Abschn. 3.3). Man sollte sich mehrere Übungsteile (Sets) zusammenstellen und jeweils 7 Wiederholungen (Reps) durchführen.

In der Anspannungsphase ist jede Preßatmung zu vermeiden, das Anheben des Gewichtes erfolgt bei kontrollierter Ausatmung.

> Krafttraining mit geringen Lasten und ohne Preßatmung entlastet das Herz-Kreislauf-System.

Geeignete Trainingsgeräte ermöglichen inzwischen die praktische und individuelle Gestaltung eines häuslichen Osteoporoseprogramms unter besonderer Berücksichtigung der Rumpf- und Beinmuskulatur. Diese Art des gezielten Widerstandstrainings ist zur Prävention der Osteoporose besser geeignet, als das allgemein überbewertete Schwimmen. Im Wasser wird der Körper entlastet, und in der Regel kann ein geeigneter Reiz zur Neubildung von Knochen nicht gesetzt werden. Wird dagegen wiederholt und gezielt nach der Erarbeitung eines individuellen Trainingsprogramms zu Hause die Muskulatur der unteren Extremitäten und des Rumpfes gefestigt, so kann dieses Vorgehen sehr gute Ergebnisse in der Prävention der Osteoporose erzielen.

Für das häusliche Präventionstraining bei Osteoporose eignen sich speziell:

- Standfahrrad
- Stepper
- Minitrampolin.

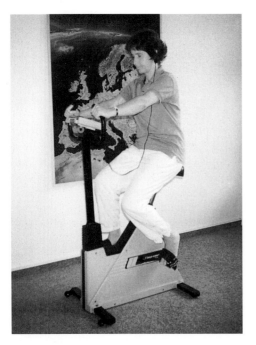

Abbildung 127: Optimales Ausdauertraining auf dem Standfahrrad ohne Sturz- und Unfallrisiko.

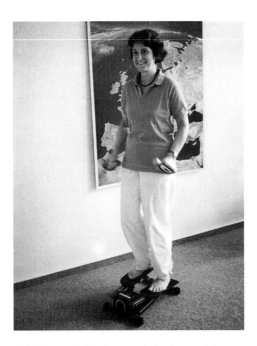

Abbildung 128: Der Stepper als Ausdauertrainingsgerät dient außerdem speziell zur Verstärkung der Bein- und Beckenbodenmuskulatur.

Vorteile eines häuslichen Triathlon-Trainings als Osteoporose-Prävention

- Training auf dem **Standfahrrad** bedeutet optimale Gelenkbelastung bei fehlendem Sturzrisiko und optimales Herz-Kreislauf-Training mit gezielter Verstärkung der Beinmuskulatur, wobei der Pedalwiderstand elektromagnetisch gesteuert werden sollte. Die Sattelhöhe stimmt, wenn das gestreckte Bein mit der Ferse die tiefstehende Pedale erreicht. Ein Pulsmeßgerät ermöglicht das pulsgesteuerte Training. Anzustreben ist eine Pedalumdrehung von 60 bis 80 Umdrehungen pro Minute. Der Belastungswiderstand wird in Watt angegeben und beträgt bei Trainingsbeginn 1 Watt je kg Körpergewicht mit kontinuierlicher Steigerung auf 2 Watt je kg Körpergewicht. Die Trainingskontrolle erfolgt über die Pulsfrequenz, alle anderen Meßeinheiten haben sich diesem Wert unterzuordnen. Man kann das Training in der Fettverbrennungszone starten und sich langsam in die Gesundheitszonen II und III hinaufarbeiten (s. Abschn. 3.4.1) (Abb. 127).
- **Steppertraining** ermöglicht Berg- und Treppensteigen zu Hause mit spezieller Verstärkung der Bein- und Gesäßmuskulatur, so daß im Osteoporoseprogramm durch die gezielte Muskelreizung die aufbauenden Prozesse am Knochen überwiegen. Es ist ein ideales Trainingsgerät für Frauen, weil über diese Trainingsform zugleich die Muskulatur des Beckenbodens aufgebaut wird. Während des Trainings können Handgewichte zur gleichzeitigen Stärkung der Schulter- und Armmuskulatur eingesetzt werden.
  Training auf dem Stepper kann auf zweierlei Art gestaltet werden (Abb. 128 und 129):
  – Steppertraining ohne Abstützen der Hände mit und ohne Handgewichte zur gleichzeitigen Schulung der Koordination. Die Füße können in variabler Winkelposition die Pedale herun-

terdrücken, wodurch die Beinmuskulatur an unterschiedlichen Partien verstärkt wird.
- Steppertraining kann mit dem Ergometer des Standfahrrads kombiniert werden. Beide Geräte stehen sich dann direkt gegenüber, und unter gleichzeitiger Nutzung des Pulsmeßgerätes stützen sich beide Hände am Lenker ab.

Gelenkschonendes Ausdauertraining auf dem schwingenden Boden eines Minitrampolins (Abb. 130).

- **Minitrampolintraining** ist einfach durchzuführen und macht besondere Freude, wenn es bei Musik erfolgt. Unterschiedliche Schrittkombinationen passen sich dann dem Takt der Musik an. Gleichzeitig kann durch die Verwendung von Handgewichten die Arm- und Schultermuskulatur verstärkt werden. Neben der Entlastung der Wirbelsäule und der Beingelenke erfolgt eine spezielle Schonung des Beckenbodens, denn Frauen sollten alle Sportarten, die mit intensiven Erschütterungen einhergehen, vermeiden. Training auf einem schwingenden Boden fördert einmal das Koordinationsvermögen und sorgt zum anderen für einen relativ hohen Energieverbrauch, weil die schwingende Auflagefläche eine größere muskuläre Grundspannung erfordert.

Zeitplan für das häusliche Triathlon-Programm
- 20 bis 30 Minuten Ausdauertraining täglich mit regelmäßigem Wechsel zwischen Standfahrrad, Stepper und Trampolin
oder
- 10 Minuten Ausdauertraining auf dem Standfahrrad, 10 Minuten Stepper, 10 Minuten Trampolin.

Selbstverständlich kann man sich mit einem Gerät begnügen, um wirksame Osteoporose-Prävention zu betreiben.

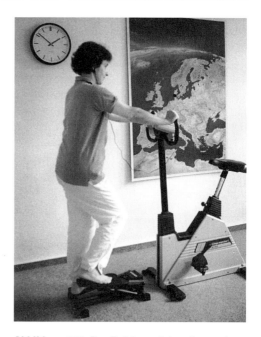

Abbildung 129: Das Training auf dem Stepper kann mit dem Standfahrrad kombiniert werden, wobei gleichzeitig das Pulsmeßgerät des Ergometers genutzt werden kann.

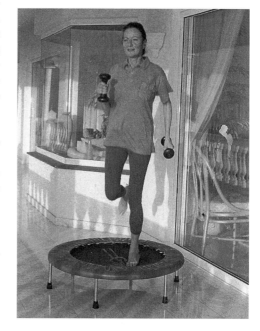

Abbildung 130: Gelenkschonendes Ausdauertraining auf dem schwingenden Boden eines Minitrampolins.

3.4.3
Kraft- und Ausdauertraining mit Musikmotivation als häusliches Kurzprogramm

Kraft- und Ausdauertraining lassen sich in einem häuslichen Kurzprogramm zusammenfassen.

Die Aufwärmphase von 5 Minuten direkt vor dem Ausdauerprogramm kann optimal mit Übungen aus dem Krafttrainingsprogramm gestaltet werden, direkt hierauf startet das 15 bis 20 Minuten dauernde Ausdauertraining auf einem Standfahrrad, einem Stepper oder dem Minitrampolin. Stehen alle drei Geräte zur Verfügung, kann der häusliche Triathlon starten, wobei das Ausdauerprogramm auf 30 Minuten insgesamt verlängert werden sollte: 10 Minuten Standfahrrad, 10 Minuten Stepper und 10 Minuten Minitrampolin.

Nach Abschluß des Trainings empfiehlt es sich, folgende Muskelgruppen nach der Intensivstretchingmethode zu dehnen (s. Abschn. 3.2.2).
- Nackenmuskulatur
- Rückenmuskulatur
- Hüftbeugemuskulatur
- Kniebeugemuskulatur
- Adduktoren der Oberschenkelinnenseiten
- Beugemuskulatur der Schultergelenke
- Wadenmuskulatur und Achillessehnen.

Jedes Präventionstrainingsprogramm ist auf Dauer auch eine Frage der Motivation. Alle stereotypen Trainingsprogramme bleiben nach kurzer Zeit auf der Strecke, eine Kontinuität ist nur dann gewährleistet, wenn Freude und Abwechslung das Trainingsprogramm unterstützen. Für ein erfolgreiches Präventionsprogramm bieten sich folgende Regeln an:
- Bewegungsauswahl nach persönlicher Begabung
- Zeitlich realisierbare Trainingspläne
- Kurze Wege zum Trainingsgerät
- Leicht und schnell meßbare Gesundheits- und Leistungsförderung

- Ansprechende Raumgestaltung (positive Visualisierung, z. B. durch den Blick auf Poster, Bilder oder die Natur)
- Motivation durch Musik.

Motivation durch Musik. Sobald die musikalische Taktfolge synchron zur rhythmischen Beinarbeit gewählt wird, können Freude und Entspannung das Training fördern. Die Pedalfrequenz auf dem Ergometer zeigt bei einer Minutenfrequenz von 60 bis 70 günstige Belastungsformen der Beingelenke. Paßt sich die Musik diesem Tretrhythmus an, so wird gleichzeitig eine Antriebsförderung vermittelt: Mental-Musik-Training.

Nach Erkenntnissen von RAUHE kann Antriebsförderung einmal über den Rhythmus und zum anderen über die Melodie erreicht werden.

Antriebsförderung durch den Rhythmus
- Motorisch-pulsierender Grundschlag („1. u. 3. Brandenburgisches Konzert", 1. Satz von Bach)
- Rhythmen mit Aufforderungscharakter („3. Brandenburgisches Konzert" von Bach oder G-moll-Symphonie Nr. 40 von Mozart)
- Verlängerung einer Note um die Hälfte ihres Wertes auf Kosten der nachfolgenden durch Punktierung (Hüpf- oder Springnote) (A-Dur-Sonate von Mozart, 1. Satz C-Dur-Symphonie von Schubert oder die Evergreen-Melodie „Tea für Two")
- Synkopen, d. h. Verlagerung von Betonungen auf unbetonte Taktteile („Freude schöner Götterfunken" aus der 9. Symphonie von Beethoven, Synkopen werden auch häufig bei Jazz- und Rockmusik genutzt)

Antriebsförderung durch die Melodie
- Wiederkehrende Motive als einprägsame Melodie, oft nur aus 3 Tönen bestehend (A-Dur-Sonate, 1. Satz von Mozart, „Stranger in the Night")

- Aufsteigende Dreiklänge, häufig mit einem Quartensprung beginnend (Klavier-Sonate F-moll Op. 2 von Beethoven. „1. Brandenburgisches Konzert" F-Dur, 1. Satz von Bach)
- Sexten und Septen wirken besonders antriebsfördernd („Nocturne" Es-Dur Chopin, „Liebestraum Nr. 3" in As-Dur Liszt, der Evergreen „Charmain" von Mantovani)
- Quarten haben eine energieauslösende Wirkung („Eine kleine Nachtmusik" von Mozart und der 1. Satz aus der C-Dur-Symphonie von Schubert gelten als Beispiele aus der Klassik)

Die Angebote mögen als Beispiele dienen, wie das häusliche Training interessant und abwechslungsreich gestaltet werden kann. Es geht nicht um die Erfüllung strenger Regeln. Bewegungstraining mit Freude und nach der individuellen Begabung bringt langfristig positive Veränderungen im Organismus im Sinne einer allseitigen Gesundheitsförderung.

3.4.4 Urlaubsgestaltung

Urlaub am Wasser bringt viel Gewinn für Leistung und Gesundheit, wenn häufig im Ausdauerbereich trainiert wird.

Wegen fehlender Markierungen läßt sich im offenen Meer Schwimmen im Ausdauerbereich schlecht umsetzen. Man kann aber in einer exakt begrenzten Zone parallel zum Strand in wechselnden Stilarten über 20-30 Minuten schwimmen.

Optimal zum Ausdauertraining eignet sich das Schnorcheln. Über die „Totraumverlängerung" des Schnorchels wird eine intensive Atmung gefördert und das Überstrecken des Kopfes in der Halswirbelsäule vermieden. Der typische Kraulschlag der Beine ist im Gegensatz zum Scherschlag günstig für die Kniegelenksbelastung.

So oft wie möglich sollte Aqua-Jogging im hüfthohen Wasser praktiziert werden (s. Abschn. 3.4.2).

Bergwandern in der Aufstiegsphase ist eine hervorragende Ausdauersportart. Man führt während der Belastung die Dreier- oder Vierer-Schritt-Atmung durch, auf diese Art kann man während der Wanderung in der Gesundheitszone I, II oder III trainieren.

Zur Schonung der Wirbelsäule und der Kniegelenke sollten bergab ein Lift oder Skistöcke benutzt werden. Wiederholt rückwärts Bergab gehen entlastet Rücken u. Beine enorm.

Schwere Rucksäcke sind zu vermeiden! Schnell trocknende Sportwäsche, kohlehydratreiche Energiestangen und Trinkpulver, das erst unterwegs mit Bergwasser vermengt wird sind dabei hilfreich.

Skilanglauf in der Diagonaltechnik ist eine optimale Ausdauersportart, da Wirbelsäule und Gelenke entlastet werden. Größte Vorsicht ist geboten bei gefährlichen Abfahrten.

Alpines Skifahren ist mit einem hohen Verletzungsrisiko verbunden, außerdem zeichnet es sich durch eine geringe Wirkung in der Herz-Kreislauf-Prävention aus. Im fortgeschrittenen Alter empfiehlt sich aus diesem Grund der Wechsel zum Skilanglauf.

Tennis ist durch „Stop and go"-Vorgänge gekennzeichnet und somit ein Intervallsport, der nur bedingt zur Herz-Kreislauf-Prävention eingesetzt werden kann, wenn gleich starke Partner lange Ballpassagen anstreben. Hohe Bandscheibenbelastung beim Aufschlag ist die Folge der Rotationsbewegung des Rückens. Dringend ratsam ist deshalb eine gezielte Ausgleichsgymnastik zur Verbesserung von Kraft und Elastizität der gesamten Rückenmuskulatur.

Golf weist beim Abschlag die bandscheibenbelastende Rotationsbewegung des Rückens auf. Schutz bietet nur eine kräftige und elastische Rückenmuskulatur durch eine permanente Ausgleichsgymnastik.

Nach Schenkelhalsoperationen empfiehlt es sich, die operierte Seite nicht als Standbein zu nutzen.

Kegeln beinhaltet ebenfalls bandscheibenbelastende Rotationsbewegungen des Rückens. Schutz bietet ein kräftiges „Rückenkorsett". Hohe Blutdruckspitzen in der Wurfphase belasten das Herz-Kreislauf-System extrem, hinzu kommt der Aufenthalt in geschlossenen Räumen bei relativ hohem Nikotin-, Koffein- und Alkoholverbrauch.

4
Training bei manifester Osteoporose – sekundäre und tertiäre Prävention

4.1 Wirbelsäulen- und Gelenkentlastung im Liegen

Es gibt drei Schlafpositionen: Rücken-, Seiten- und Bauchlage.

Matratze und Kopfkissen haben die Aufgabe, extreme Seitverbiegungen der Wirbelsäule zu vermeiden.

In der Seitenlage ist das Kopfkissen so zu wählen, daß die individuelle Schulterbreite ausgeglichen wird. In der Rückenlage empfiehlt sich eine leichte Beugeposition des Kopfes, wobei eine muldenförmige Vertiefung die Hinterkopfkontur ausgleicht. Ungünstig ist die Bauchlage, da häufig eine Überstreckung der Halswirbelsäule provoziert wird. In dieser Position ist in jedem Falle auf eine Kissenerhöhung zu verzichten (Abb. 131-133).

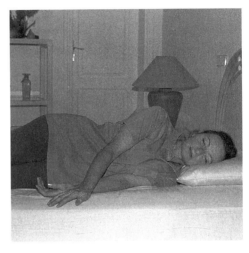

Abbildung 132: In Seitenlage gleicht die Höhe des Kissens den Schulterabstand aus.

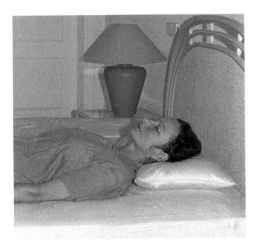

Abbildung 131: In Rückenlage sollte die Hinterkopfkontur in einer verformbaren Vertiefung des Kissens eingebettet sein.

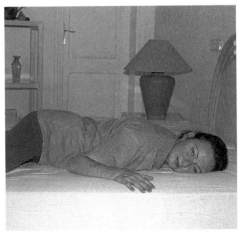

Abbildung 133: In Bauchlage ist wegen der ungünstigen Kopfüberstreckung vom Kopfkissen abzuraten.

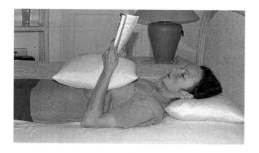

Abbildung 134: Günstige Kopfposition beim Lesen eines Buches unter Verwendung eines Zusatzkissens.

Optimal ist ein Kopfkissen, dessen Inhalt sich auf die entsprechende Kopfkontur einstellt; dieses „kuschelige" Produkt wird von der Mehrheit eher toleriert als starre und vorgeformte Kunststoffunterlagen.

Lesen im Bett ist entspannter wenn mit Hilfe eines Zusatzkissens das Buch auf der Brustwand abgestützt werden kann (Abb. 134). Abzuraten ist von langen Leseperioden in Seitenlage mit Abstützen des Kopfes auf einem Arm wegen der Gefahr einer hohen Gelenk- und Bandscheibenbelastung.

Matratze und Lattenrost sollten einen ausgleichenden Federungskomfort, speziell im oberen und mittleren Drittel aufweisen. In der eigentlichen Schlafphase ist das Hochstellen von Kopf- und Fußteil für den Rücken ungünstig, da in der Seitenlage eine deutliche Achsfehlstellung resultiert.

Die knöchern fixierte Rundrückenbildung bei fortgeschrittener Osteoporose verlangt eine weichere Konsistenz der Matratze im oberen und mittleren Drittel (Abb. 135).

Irrtümlich wird die harte Matratze immer noch überbewertet, eine sehr feste Unterlage kann jedoch eine stärkere Rundrückenbildung nicht genügend ausgleichen.

4.2 Morgendliche Gymnastik im Bett

Während der Nachtruhe neigt die gesamte Rückenmuskulatur zur Verkürzung; es ist daher ratsam, vor dem Aufstehen am Morgen den Rücken mit einem Kurzprogramm auf die Tagesbelastung vorzubereiten (Abb. 136-142).

Bei ausreichender Zeit empfiehlt es sich, das Elastizitätstraining nach der Intensivstretchingmethode in stehender Position folgen zu lassen (s. Abschn. 3.2.2).

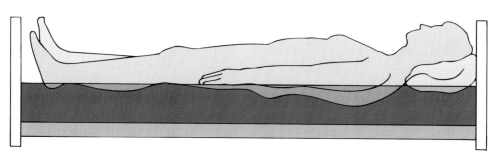

Abbildung 135: Bei knöchern fixierter Rundrückenbildung im Alter ist über Lattenrost und Matratze ein optimaler Federungskomfort zu fordern, denn jede harte Bettunterlage würde hohe Biegungskräfte am Scheitelpunkt der Kyphose auftreten lassen.

4.2 Morgendliche Gymnastik im Bett

Abbildung 136: 7 s in Rückenlage beide Kniegelenke mit den Unterarmen zur Brustwand ziehen.

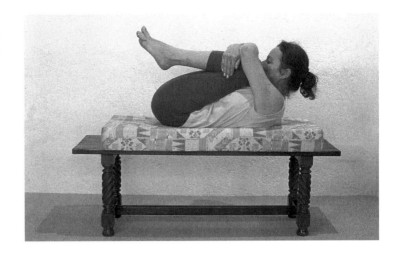

Abbildung 137: 7 s ein Knie zur vorderen Brustwand ziehen, das andere Bein wird gestreckt. Wiederholung Gegenseite.

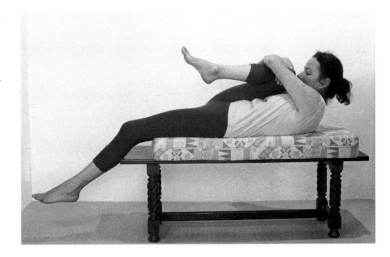

Abbildung 138: In Rückenlage die Arme spreizen, die gebeugten Beine werden extrem langsam zur rechten und linken Seite geführt, mehrmals wiederholen.

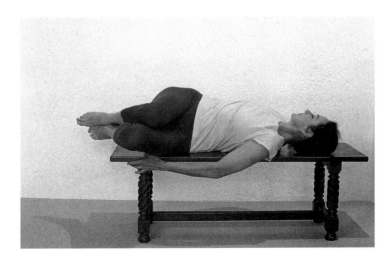

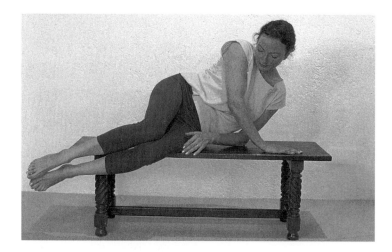

Abbildung 139: Beim Aufstehen aus der Seitenlage wird der Oberkörper durch Druck des oberen Armes angehoben und beide Beine werden zum Boden geführt.

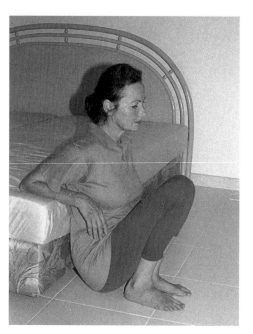

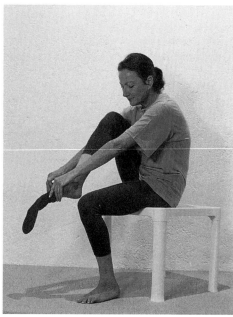

Abbildung 140: Aushängen der Wirbelsäule durch Ellenbogensitz am Bettrand. Diese Position empfiehlt sich als ständige Sitzentlastung in Pausen, beim Lesen und vor dem Fernseher etc.

Abbildung 141: Sitzen beim Anziehen von Hose, Schuhen und Strümpfen und beim Abtrocknen der Beine entlastet Rücken und Becken.

Abbildung 142: Beim Gehen zur Entlastung des Rückens so oft wie möglich die Hände hinten verschränken.

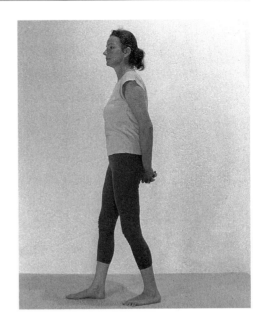

4.3 Isometrisches Kraft- und Elastizitätstraining

In der Spätform der Osteoporose muß davon ausgegangen werden, daß bereits degenerative Gelenkveränderungen vorliegen, so daß sowohl beim Kraft- als auch beim Elastizitätstraining mit äußerster Vorsicht vorgegangen werden sollte, will man keine erneute Aktivierung von Arthrosen in Kauf nehmen. Extreme Gelenkpositionen müssen mit behutsamer Bewegung eingestellt werden, da die Gelenkamplitude von knöchernen Randzacken begrenzt wird.

Bei der Vorstellung des Elastizitätstrainings wurde bereits gesagt, daß ein Gelenkstop entweder von der verkürzten Muskel-Sehnen-Gruppe (weicher Anschlag) bestimmt wird oder von gelenkverändernden Randzacken (harter Anschlag). Diese gelenkverändernden Osteophyten sind typisch für die Gelenkarthrose und sollten in keinem Falle durch ein zu ausgeprägtes Bewegungsprogramm gereizt werden.

> Beim Elastizitätstraining ist die extreme Gelenkposition unter behutsamer Bewegung und äußerst langsam einzunehmen, man vermeide den harten Gelenkanschlag.

Für das Krafttraining in diesem Stadium der Osteoporose empfiehlt sich die isometrische oder statische Form, bei der die Muskulatur einer hohen Spannung unterzogen wird, ohne daß Gelenkbewegungen oder Längenveränderungen in der Muskulatur entstehen. Die isometrische (längenkonstante) Kontraktion wird mit maximalem Kraftaufwand gegen einen fixierten Widerstand durch Druck oder Zug geführt. Bei diesem Training findet also keine Gelenkbewegung statt, da der zu überwindende Widerstand des Fixpunktes zu hoch ist.

> Isometrisches oder statisches Krafttraining ist die schonendste Form des Muskelaufbauprogrammes in der Spätform der Osteoporose.

Isometrisches Krafttraining weist folgende Vorteile für den Untrainierten und Erkrankten auf:
- Schnelle Steigerung der Muskelkraft
- Leichte Erlernbarkeit
- Geringer Zeitaufwand
- Gelenkschonung.

Während der Muskelanspannung ist jede Preßatmung zu vermeiden und auf maximale Ausatmung während der Anspannungsphase zu achten. Auf diese Art können ungünstige Belastungen des Herz-Kreislauf-Systems vermieden werden.

Das isometrische Krafttraining sollte stets mit dem Elastizitätstraining verbunden werden, neben der Muskelverstärkung wird über die Elastizitätsverbesserung stets dafür gesorgt, daß schmerzhafte Verkürzungen und Verspannungen vermieden werden.

Zeitliches Vorgehen beim isometrischen Kraft- und Elastizitätstraining:

- 7 Sekunden maximale isometrische Muskelanspannung
- 2 Sekunden Entspannung
- 7 Sekunden passive Dehnung.

Bei diesem Vorgehen kann auch in der Spätform der Osteoporose noch eine Leistungsverbesserung erreicht werden, insbesondere wird dafür gesorgt, daß die stabilisierende Muskulatur des Rückens und der Beine verbessert wird. Parallel hierzu wird die noch zur Verfügung stehende Beweglichkeit der Gelenke erhalten bzw. im Rahmen der bestehenden Gelenkmöglichkeiten verbessert. Bei konsequenter Umsetzung des Programms kann das erhöhte Unfallrisiko gemindert werden.

Die Abbildungen 143-168 zeigen die Anspannungs- und Entspannungsgymnastik, die sich besonders für die Spätform der Osteoporose eignet. Einzelne Übungsteile können durchaus drei- bis viermal wiederholt werden.

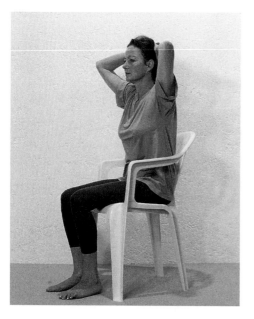

Abbildung 143: 7 s Anspannung der Nackenmuskulatur über Kopfdruck gegen die haltenden Hände.

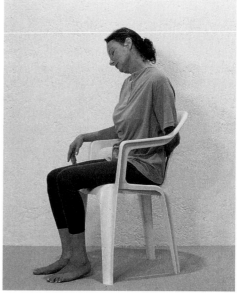

Abbildung 144: 7 s Dehnung der seitlichen, hinteren Nackenmuskulatur durch Handzug von der Rückenlehne, dabei läßt man den Kopf zur Beugeseite der Gegenschulter hängen. Wiederholung Gegenseite.

4.3 Isometrisches Kraft- und Elastizitätstraining

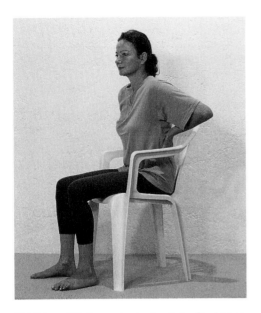

Abbildung 145: 7 s maximaler Druck des Oberkörpers gegen die Hände am Rücken oder gegen die Stuhllehne.

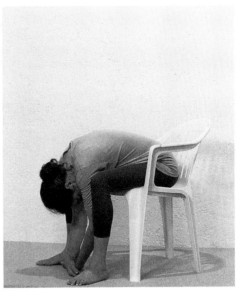

Abbildung 146: 7 s Dehnung der unteren Rückenmuskulatur durch maximale Oberkörpervorbeuge zwischen den Kniegelenken, Zusatzzug von den Händen, die die Knöchel greifen (sog. Kutschersitz).

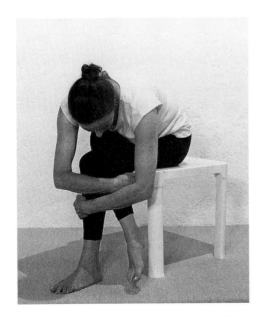

Abbildung 147: 7 s verstärkte Dehnung der seitlichen und unteren Rückenmuskulatur durch maximale Oberkörpervorbeuge mit Seitdrehung gegen das übergeschlagene Bein. Wiederholung Gegenseite.

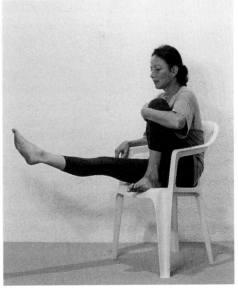

Abbildung 148: 7 s das ca. 30 Grad nach außen gedrehte Bein von der Sitzfläche gestreckt abheben. Das andere Bein in Normalposition halten oder – wie abgebildet – auf der Sitzfläche abstützen. Wiederholung Gegenseite.

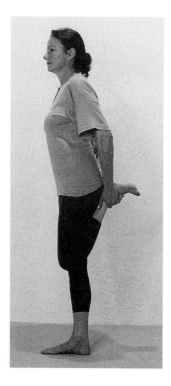

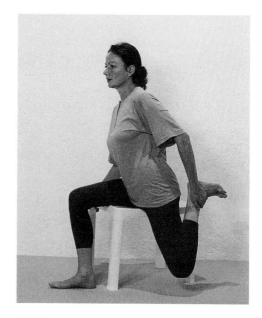

Abbildung 149: 7 s Dehnung der Oberschenkelstreckmuskulatur im Einbeinstand mit Handzug am Fußrücken, dabei zieht man das gebeugte Knie nach hinten. Wiederholung Gegenseite.

Abbildung 150: 7 s Dehnung der Oberschenkelstreckmuskulatur bei Stand- und Gelenkproblemen. Im Sitzen das gebeugte Kniegelenk durch Handzug vom Fußrücken nach hinten ziehen.

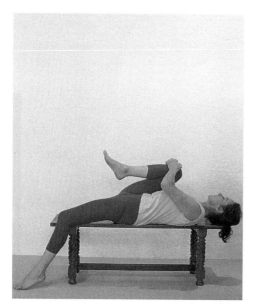

Abbildung 151: 7 s Dehnung des Hüft-Lendenmuskels. In Rückenlage ein Kniegelenk zur Bauchwand ziehen, das andere Bein der Schwere nach hängen lassen und in der Hüfte maximal strecken. Wiederholung Gegenseite.

4.3 Isometrisches Kraft- und Elastizitätstraining

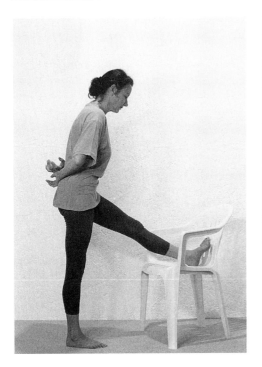

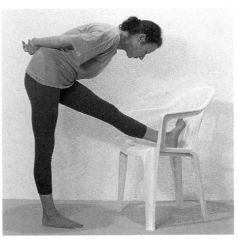

Abbildung 153: 7 s Dehnung der Kniebeugemuskeln. Das gestreckte vordere Bein auf der Sitzfläche abstützen, den Fuß maximal hochziehen, den geraden Oberkörper vorbeugen und die Hände am Rücken verschränken. Wiederholung Gegenseite.

Abbildung 152: 7 s das gestreckte vordere Bein maximal auf die Sitzfläche drücken, dabei verschränkt man bei aufrechtem Oberkörper die Hände am Rücken. Wiederholung Gegenseite.

Abbildung 154: 7 s rückenschonende Dehnung der Kniebeugemuskeln im Türrahmen. Ein Bein mit gestrecktem Kniegelenk senkrecht im Türrahmen abstützen. Die Lage des Beckens zum Türrahmen bestimmt die Intensität der Dehnung. Wiederholung Gegenseite.

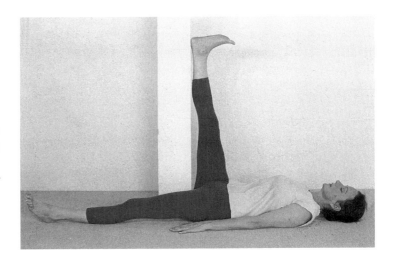

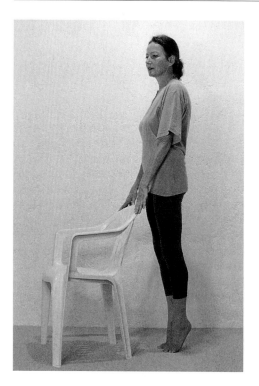

Abbildung 155: 7 s Fußspitzenstand hinter der Stuhllehne.

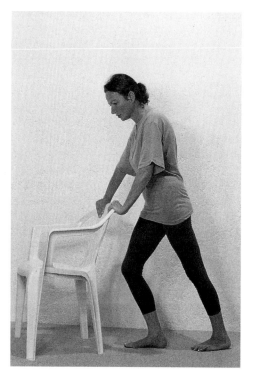

Abbildung 156: 7 s Dehnung der Wadenmuskulatur. Ausfallschritt, das Becken langsam nach vorne verlagern, das hintere Kniegelenk wird gestreckt, die Ferse bleibt fest am Boden. Wiederholung Gegenseite.

4.3 Isometrisches Kraft- und Elastizitätstraining

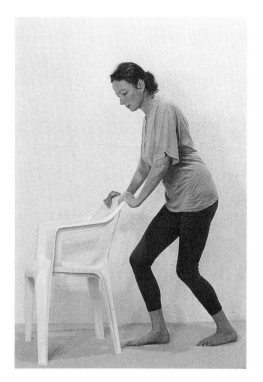

Abbildung 157: 7 s Dehnung der Achillessehne. Gleiches Vorgehen wie bei der Dehnung der Wadenmuskulatur, allerdings wird diesmal das hintere Kniegelenk ebenfalls gebeugt, hierdurch verlagert sich der Dehnungspunkt in die Fersenregion. Wiederholung Gegenseite.

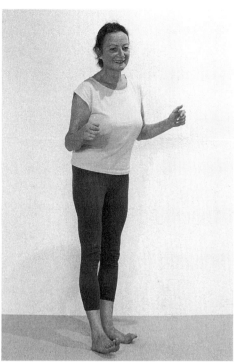

Abbildung 159: 7 s Hackenstand.

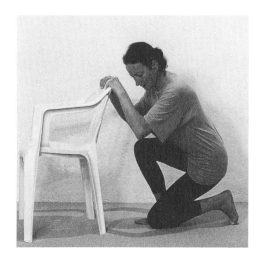

Abbildung 158: 7 s Dehnung der gesamten Fußsohle und der Fußbeuger gegen Krallenzehenbildung. Gleiches Vorgehen wie bei der Dehnung der Achillessehne, im Unterschied dazu das hintere Kniegelenk zum Boden absenken und zusätzlichen Gesäß- oder Handdruck auf die Ferse bei maximaler Zehenstreckung ausüben. Beide Hände seitlich am Boden abstützen. Wiederholung Gegenseite.

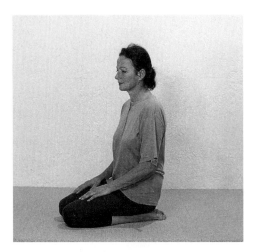

Abbildung 160: 7 s Dehnung der Fußstrecker. Auf die ausgestreckten Füße setzen.

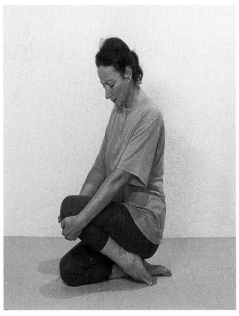

Abbildung 161: 7 s Verstärkte Dehnung der Fuß- und Zehenstrecker durch Anheben des Kniegelenkes und Vorziehen des Fußes mit Beugung, besonders der Großzehe (gegen Hallux valgus Bildung). Wiederholung Gegenseite.

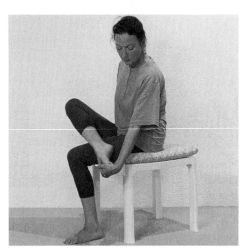

Abbildung 162: 7 s Dehnung der Fuß- und Zehenstrecker im Sitzen durch maximale Beugung der Zehen über Zug von der Gegenhand. Wiederholung Gegenseite.

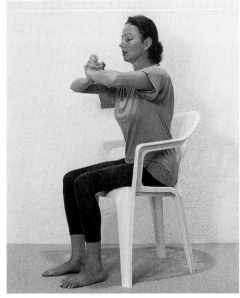

Abbildung 163: 7 s maximaler Druck beider Hände gegeneinander.

Abbildung 164: 7 s Dehnung der beugeseitigen Schultermuskulatur im Bizepsverlauf. Den gestreckten Arm in Schulterhöhe nach hinten an der Wand abstützen, die Finger zeigen nach oben. Die Gegenschulter wird maximal zur Wand gedreht. Wiederholung Gegenseite.

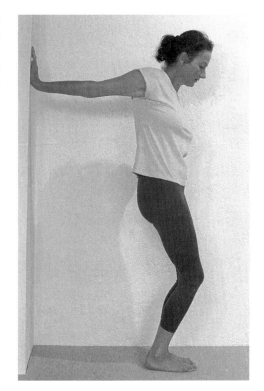

Abbildung 165: 7 s Dehnung der beugeseitigen Schultermuskulatur im Brustmuskelbereich. Den gestreckten Arm in Kopfhöhe nach hinten an der Wand abstützen, die Finger 45 Grad nach hinten drehen. Die Gegenschulter maximal zur Wand drehen. Wiederholung Gegenseite.

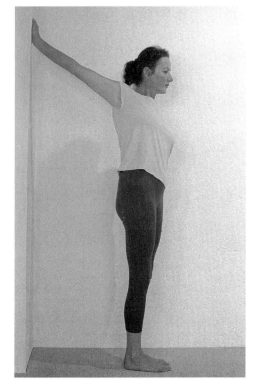

4 Training bei manifester Osteoporose – sekundäre und tertiäre Prävention

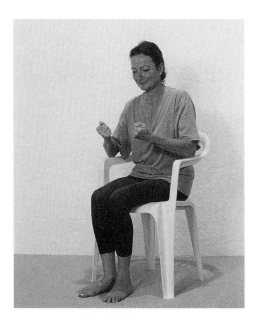

Abbildung 166: 7 s Faustschluß beiderseits.

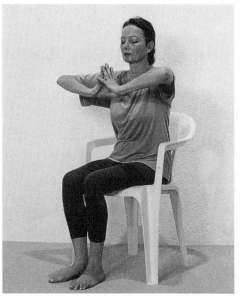

Abbildung 167: 7 s Dehnung der Daumen- und Fingerbeuger. Daumen und Finger spreizen, die Kuppen drücken gegeneinander, durch Anheben der Ellenbogengelenke werden beide Handgelenke maximal überstreckt.

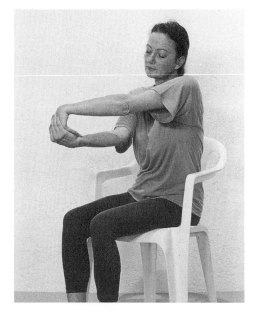

Abbildung 168: 7 s Dehnung der Unterarmstreckmuskulatur. Maximale Beugung des Handgelenkes und der Fingergrundgelenke, Zug von der Gegenhand am Handrücken bei leichter Außendrehung der Finger, das Ellenbogengelenk ist maximal gestreckt. Wiederholung Gegenseite.

4.4 Ausdauertraining in der Spätform der Osteoporose

Degenerative Veränderungen der Wirbelsäule und der Gliedmaßen sowie überstandene Frakturen der Wirbelsäule und des Schenkelhalses verbieten praktisch wirksame Trainingsformen im Ausdauerbereich, die mit starken Vertikalbelastungen beim Gehen und Laufen verbunden sind. Ausdauertraining bei fortgeschrittener Osteoporose ist deshalb nur auf zwei Wege möglich:
- Ausdauertraining im Wasser
- Ausdauertraining auf geeigneten häuslichen Trainingsgeräten.

Einfache Form des Aqua-Jogging in der Schwimmhalle durch Abstützen der Ellenbogengelenke in der Ecke eines Wasserbeckens mit variabler Beinarbeit über 10 bis 15 Minuten:
- Kraulschlag aus den Hüftgelenken mit gestreckten Knien
- Kraulschlag aus den Hüftgelenken mit Beugung der Kniegelenke bis ca. 30 Grad
- Kniehebelauf mit Hochziehen der Kniegelenke
- Leichte Seitbewegung beider Beine mit gestreckten Kniegelenken.

Bei Hüftgelenksarthrosen und nach Schenkelhalsoperationen sind Rotationsbewegungen und der typische Scherschlag aus den Hüftgelenken zu vermeiden.

Erweiterte Form des Aqua-Jogging in der Schwimmhalle:
- Typische Laufbewegung im tieferen Becken. Mit Hilfe eines „Aqua-Belt" wird der Körper senkrecht im Wasser gehalten. Kniehebelauf, die Arme bewegen sich in Laufrichtung seitlich am Körper.
- Typisches Aqua-Jogging mit „Aqua-Belt", zusätzliche Verwendung von Handflossen („Froschhände"). Hierdurch wird gleichzeitig die Arm-, Schulter- und Rückenmuskulatur trainiert.
- Gute Schwimmer können auf jede Ausrüstung verzichten: Brustschwimmen senkrecht, Wassertreten durch Kniehebelauf der Beine, typische Armbewegung vor dem Körper wie beim Brustschwimmen, in der Armzugphase wird der Kopf unter Wasser gehalten und ausgeatmet. Im Gegensatz zum waagerechten Brustschwimmen entfällt bei dieser Technik die Überstreckung der Wirbelsäule. Dieses Training ist effektiv, jedoch sehr anstrengend.

> Ausdauertraining durch Aqua-Jogging kann speziell nach Schenkelhals- und Wirbelsäulenfrakturen empfohlen werden.

Häusliches Ausdauertraining in der Spätform der Osteoporose:
- Standfahrrad-Training.
- Stepper-Training.

Ausdauertraining auf einem Standfahrrad (s. Abschn. 3.4.2) gewährleistet eine schonende Belastung der Wirbelsäule und der unteren Gliedmaßen. Schonender Pedalwiderstand wird über eine elektromagnetische Steuerung erreicht, dabei sollte darauf geachtet werden, daß mit einer Pedalfrequenz von 60-70 je Minute gearbeitet wird. Eine permanente Pulskontrolle gestattet eine günstige Herz-Kreislauf-Belastung in den Gesundheitszonen I, II und III (s. Abschn. 3.4.1). Die Sattelhöhe stimmt, wenn das gestreckte Bein mit der Ferse die untenstehende Pedale erreicht.

Permanentes Stepper-Training ermöglicht eine kontinuierliche Verstärkung der Bein- und Beckenmuskulatur unter gleichzeitiger Verstärkung des Beckenbodens über die Stabilisation der Gesäßmuskulatur (s. Abschn. 3.4.2).

Stehen Ergometer-Fahrrad und Stepper im häuslichen Bereich zur Verfügung, so können beide Geräte gegenüberstehend genutzt werden unter gleichzeitiger Verwendung des Ergometermonitors.

> Standfahrrad und Stepper ermöglichen auch bei fortgeschrittener Osteoporose ein wirksames Ausdauertraining, wenn zwischen 20 und 30 Minuten täglich trainiert wird.

Bei fortgeschrittener Osteoporose oder nach Entlassung aus der Klinik bei überstandenen Frakturen kommt der Erarbeitung eines schriftlichen individuellen Trainingsplanes eine große Bedeutung zu. Dabei ist es das Ziel des Trainings in der tertiären Prävention, den Patienten zur selbständigen Mitarbeit zu motivieren. Nur durch ein täglich durchgeführtes Übungsprogramm ist es möglich, auch in diesem Stadium der Erkrankung eine gute Kondition zu erarbeiten und zu erhalten. Gelegentliche Übungsprogramme, die lediglich ein- bis zweimal pro Woche zur Anwendung kommen, sind unterdosiert; auf diese Weise kann eine meßbare Leistungsverbesserung nicht erreicht werden.

Hauptaufgabe eines Präventionstrainings muß es sein, in jedem Stadium der Osteoporose ein Höchstmaß an Elastizität, Kraft, Ausdauer und Koordination zu erarbeiten.

Auf diesem Wege können Aktivität und persönliche Unabhängigkeit des Osteoporosekranken bis ins hohe Alter erhalten werden.

Literaturverzeichnis

ANDERSON, B.: Stretching, Waldeck 1989, Felicitas Hübner

BECKER, W./KRAHL, H.: Die Tendopathien, Stuttgart 1978, Thieme

BLÖDORN, M./SCHMIDT, P.: Trablaufen, Reinbek 1977, Rowohlt

BRÜGGER, A.: Die Erkrankungen des Bewegungsapparates und seines Nervensystems, Stuttgart 1980, Fischer

COOPER, K. H.: Bewegungstraining ohne Angst, München–Wien–Zürich 1986, BLV

EKSTRAND, J.: Senkung der Verletzungshäufigkeit an Muskel und Muskelansätzen unter Anwendung der Stretchingmethoden, in: Sölweborn (s. dort)

GIMBEL, B./KALKBRENNER, E.: Handbuch Körpermanagement, Hamburg 1992, Behr-Verlag

HOLLMANN, W./HETTINGER, TH.: Sportmedizin. Arbeits- und Trainingsgrundlagen, Stuttgart 1990, Schattauer

INGELMARK, B.E./ECKHOLM, R.: A Study on Variations in the Thickness of Articular Cartilage in Association with Rest and Periodical Load, Uppsala 53, 1948, 61

ISRAEL, S. et al.: Die Trainierbarkeit in späteren Lebensabschnitten, Medizin und Sport 22, 1982, 90–93

JANDA, V.: Muskelfunktionsdiagnostik, Berlin 1986, Volk und Gesundheit

JUNG, K.: Sportliches Langlaufen, Puchheim 1984, Idea

KENDALL, F.P.: Muskeln, Funktionen und Test, Stuttgart 1988, Fischer

KONOPKA, P.: Spaß am Bike – Ausrüstung, Technik, Training, Gesundheit, München–Wien–Zürich 1991, BLV

NACHEMSON, A.: Lumbar Intradiscal Pressure, in: Acta orthopaedica scand 15, 1959

NEER, C.S.: Impingement lesions, in: Clin Orthop. 173, 1983, 70–77

NENTWIG, CH./KRÄMER, J./ULLRICH, C.H.: Die Rückenschule, Stuttgart 1990, Enke

NIGST, H./BUCK-GRAMCKO, D./MILLESIE, H.: Handchirurgie, Stuttgart 1981, Georg Thieme

PROKOP, L.: Einführung in die Sportmedizin für Ärzte, Sportler und Übungsleiter, Stuttgart 1979

RAUHE, H.: Musik hilft heilen, München 1993, Arcis-Verlag

SCHNACK, G.: Intensivstretching und Ausgleichsgymnastik, Köln 1992, Deutscher Ärzte-Verlag

SCHNACK, G.: Intensivstretching bei Läufern, München 1994, Sportintern-Verlag

SCHNACK, G.: Gesund und entspannt musizieren, Stuttgart 1994, Fischer, Kassel 1994, Bärenreiter

SCHOBERTH, H./KRAFT, W./WITTEKOPF, G./SCHMIDT, H.: Beitrag zum Einfluß verschiedener Dehnungsformen auf das muskuläre Entspannungsverhalten des M. quadriceps femoris, in: Medizin u. Sport 30, 1990, Nr. 3

SÖLWEBORN, S.-A.: Das Buch vom Stretching, München 1982, Mosaik-Verlag

TITTEL, K.: Beschreibende und funktionelle Anatomie des Menschen, Stuttgart–New York 1990, Fischer

WEINECK, J.: Sportanatomie, Erlangen 1988, Perimed Fachbuch-Verlag

WIRHED, R.: Sportanatomie und Bewegungslehre, Stuttgart–New York 1988, Schattauer

Sachverzeichnis

A

Adrenalin 31
Agonisten 15
Antagonisten 15
Arteriosklerose 33
Arthrose 56, 107

B

Ballistische Gymnastik 61
Bandscheibendruck 49
Bandscheibenvorfall 45
Beckenboden 98, 117
Blockierungseffekt 19
Blutdruck 32, 42, 55
Bradytrophes Gewebe 31, 37
Brustbeinbelastungshaltung 18, 26, 36, 43

D

Dehnungsreflex 61
Dehnungsrezeptor 62
Dysbalance 15, 20

E

Entspannungshocke 23
Epiphysen 12
Exzentrische Belastung 74

F

Fettsäuren 30, 89
Fettverbrennungszone 90
Fibroblasten 25
Fibrozyten 25

G

Gibbusbildung 37, 43
Golgi-Organ 62
Hallux valgus 39
HDL-Cholesterin 31
Herzfrequenz 32

I

Isometrisches Training 74, 107

K

Kalkeinlagerung 25
Kalziumkarbonat 11, 43
Kalziumphosphat 11, 43
Karpaltunnel 28, 47
Klavierschule 26
Knochendichte 14
Knochenhaut 12
Kompressionssyndrom 28
Konzentrische Belastung 74
Kyphose 21

L

LDL-Cholesterin 31
Lordose 19, 21, 75

M

Magnesium 11
Maximale Sauerstoffaufnahme 89
Metabolisches Syndrom 33
Mitochondrien 32, 89
Mittelhandnerv 28
Mizellstruktur 28
Muskelspindel 62

N

Negative Arbeit 74
Neigungswinkel 26
Neutralisation 18
Neutral-Null-Position 39
Noradrenalin 31
Nozizeptoren 19

O

Oberarmbruch 48
Osteoblasten 11
Osteoklasten 11
Osteozyten 11, 15

P

Parierunfall 38
Phasische Muskulatur 16

R

Repetitive Strain Injury 24
Rotatorenmanschette 26

S

Schenkelhalsbruch 46, 48, 117
Schrittlänge 42, 57, 39
Sehnenscheidenentzündung 26

Sehnenspindel 62
Sharpey-Fasern 11
Spannungsrezeptor 62
Speichenfraktur 47
Spitzfußstellung 22, 39
Spontanfraktur 12, 43, 44
Streß 31, 41
Stufenlagerung 51
Sudek-Atrophie 46
Sympathikus 46

T

Tonische Muskulatur 17, 65
Trommlerlähmung 29

U

Überlastungssyndrom 93

W

Windkesselphänomen 30, 55, 88

Prophylaxe und Aktivtherapie

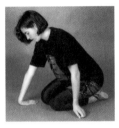

G. Schnack
Intensivstretching und Ausgleichsgymnastik
Aktivtherapie bei Fehlbelastungen in Beruf und Sport
Geleitworte W. Hollmann, H. Schoberth
2. durchgesehene Auflage

Deutscher Ärzte-Verlag

Stereotype Bewegungsabläufe, einseitige Belastungen, Fehlhaltungen bei der Arbeit und im Sport: wer rechtzeitig aktiv trainiert, kann üble Folgen mildern und vermeiden.

G. Schnack
Intensivstretching und Ausgleichsgymnastik
2. durchgesehene Auflage 1994
190 Seiten, 197 teils farbige Abb.
in 338 Einzeldarstellungen, gebunden.
DM 69,-/ÖS 538,-/SFr 68,-
ISBN 3-7691-0303-3

Aus dem Inhalt:
- Aufbau und Reaktion des Muskel- und Sehnengewebes
- Analyse der Stretchingmethode und ihrer Wirkung
- Ausgleich muskulärer Dysbalancen
- Intensivstretching im Sport
- Leistungserhalt bis ins hohe Alter
- Intensivstretching bei unterschiedlichen Berufen und Arbeitsvorgängen

Zu beziehen über Ihre Buchhandlung oder

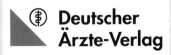

Postfach 40 02 65
50832 Köln
Telefon 0 22 34/70 11-316
Telefax 0 22 34/4 94 98

(091b)

So helfen Sie Ihren Patienten auf die Beine

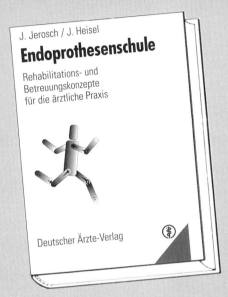

J. Jerosch / J. Heisel
Endoprothesenschule
Rehabilitations- und Betreuungskonzepte für die ärztliche Praxis

Deutscher Ärzte-Verlag

1995. Ca. 220 S., ca. 130 Abb., 40 Tab., gebunden.
Ca. DM 148,-/ÖS 1.154,-/SFr 147,-
ISBN 3-7691-0309-2

(erscheint 1. Quartal 1996)

Immer häufiger werden Gelenkendoprothesen implantiert, immer jünger sind die Patienten. Die Endoprothesenschule zeigt nach biomechanischer und epidemiologischer Einführung, wie Endoprothesen im Alltag belastet werden.
Die umfassende Darstellung mündet in Empfehlungen für geeignete Sportarten sowie für angemessene Trainings- und Bewegungsgestaltung.

Aus dem Inhalt:
- Prothesentypen und Verankerungsprinzipien
- Belastung und Problematik des Kunstgelenkes
- Allgemeine Hinweise zur Rehabilitation
- Frühe postoperative Rehabilitationsphase
- Späte (nachstationäre) postoperative Rehabilitationsphase
- Sportliche Belastung mit dem Kunstgelenk
- Herz-Kreislaufbelastung bei Endoprothesenträgern
- Begutachtungsfragen

Zu beziehen über Ihre Buchhandlung oder

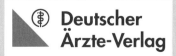

Postfach 40 02 65
50832 Köln
Telefon 0 22 34/70 11-316
Telefax 0 22 34/4 94 98

(091a)